健康ライブラリー　イラスト版

摂食障害がわかる本

思春期の拒食症、過食症に向き合う

跡見学園女子大学心理学部
臨床心理学科特任教授
鈴木眞理 監修

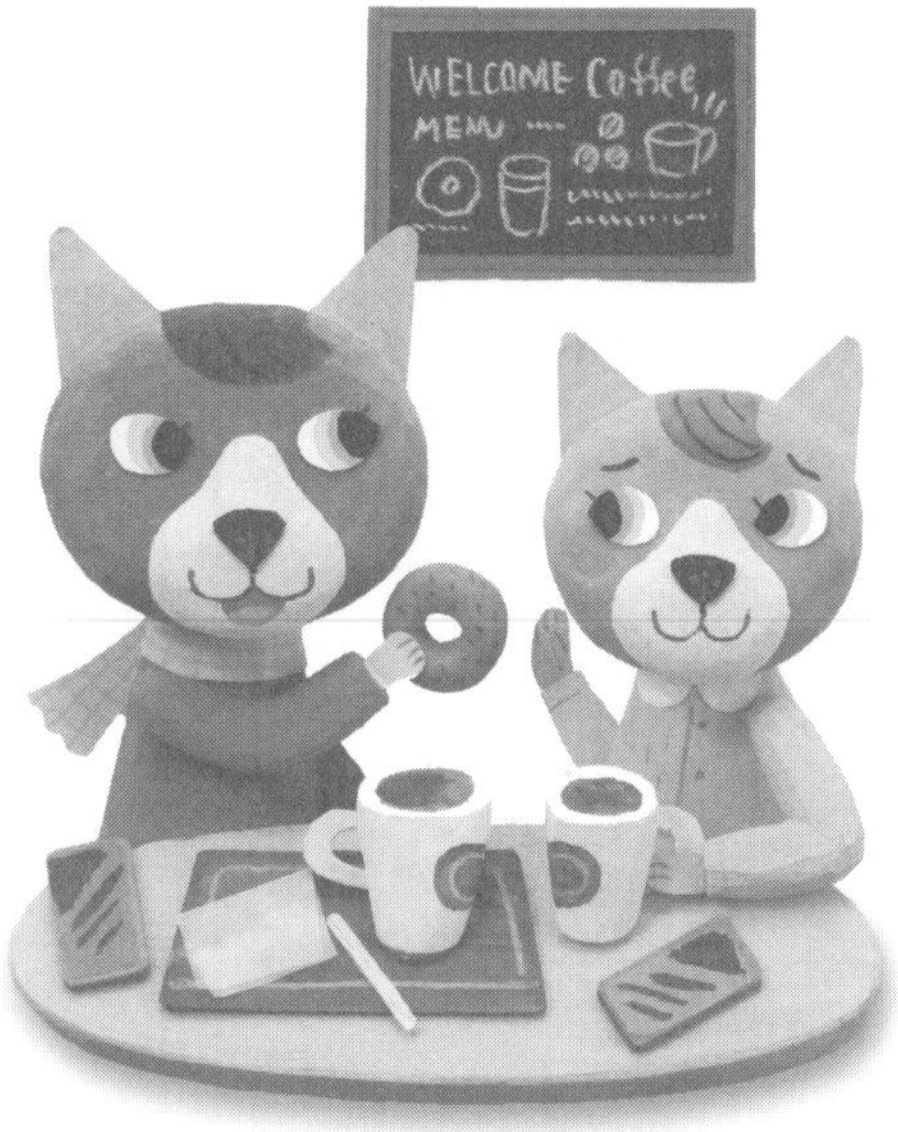

講談社

まえがき

つらいことがあると、食欲が落ちてなにも食べたくなくなったり、反対にやけ食いしたくなったりする気持ちはだれでも理解できるでしょう。摂食障害はこのような状態がずっと続いている病気です。とくに若い女性にはありふれた病気といえますが、近年は、小学生にも中年にも、また男性にも広がっています。

一方、一般社団法人日本摂食障害協会が一般女性を対象に実施した認識調査（二〇一六年）では、摂食障害に関して誤解があることが明らかになっています。たとえば「摂食障害はダイエットが原因と思う」という問いに、約六八％が「そうだ」と答えています。ダイエットのしすぎで摂食障害になるわけではなく、摂食障害の初発症状として、行きすぎたダイエットが続くという点が理解されていません。さらに、約三〇％の人は「自分の意思で拒食している」「過食は意思の問題」と答えていますが、本人の意思で調整できるなら病気ではありません。また、家族が原因で摂食障害になるという研究報告はなく、現在、家族は回復の資源とみなされています。にもかかわらず、約二〇％の人が「母親の育て方が原因」と答えており、いまだに偏見があります。

本書は、摂食障害のうち、思春期に発症しやすい神経性やせ症（拒食症）と神経性過食症を中心に、症状の始まりから回復までを、やさしいイラストとともに解説しています。各章の冒頭に登場するAさんやBさんは、どこにでもいる素敵で真面目な生徒や学生です。病気の症状はなかなか周囲から理解されません。病気の苦しさ、理解されない苦しさという二重のつらさをかかえているでしょう。一方、摂食障害の患者さんをかかえるご家族の負担はとても大きいことが明らかにされています。学校は早期発見のゲートキーパーになります。

本書が全国のAさんとBさんや、周囲の方々を応援する一助になることを願っています。

跡見学園女子大学心理学部臨床心理学科特任教授
鈴木 眞理

摂食障害がわかる本
思春期の拒食症、過食症に向き合う

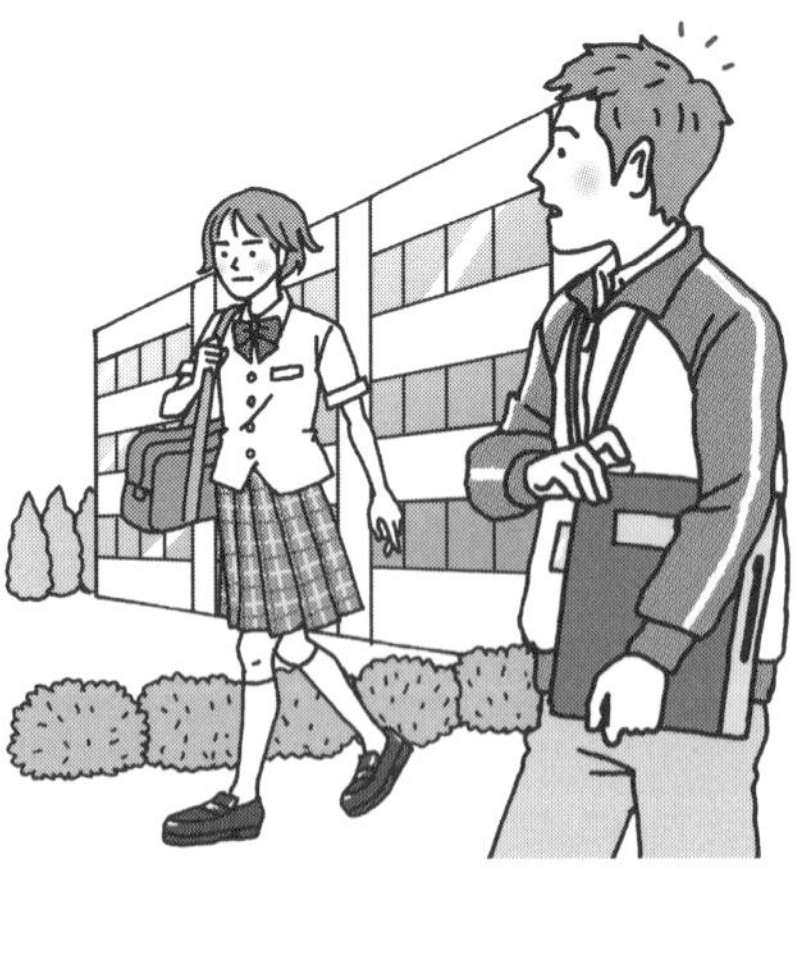

もくじ

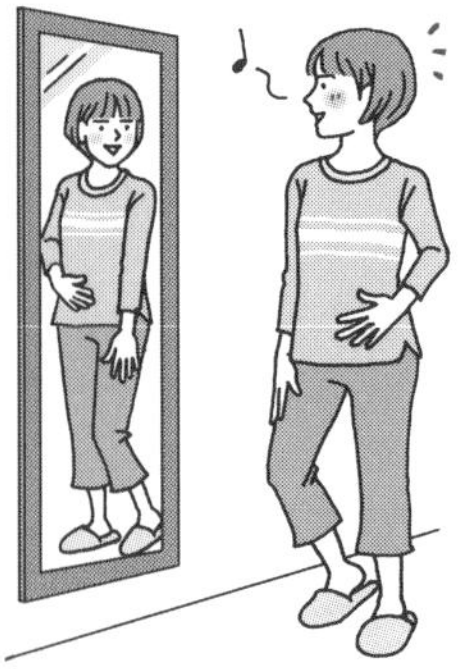

第2章　やせてもやせても、まだ足りない……27

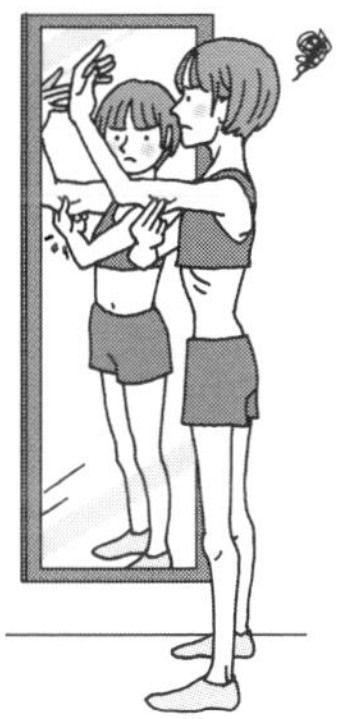

第3章　やせすぎからの回復をはかる……41

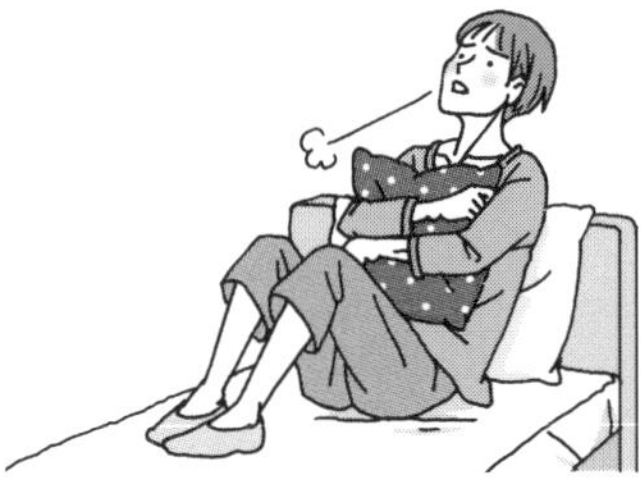

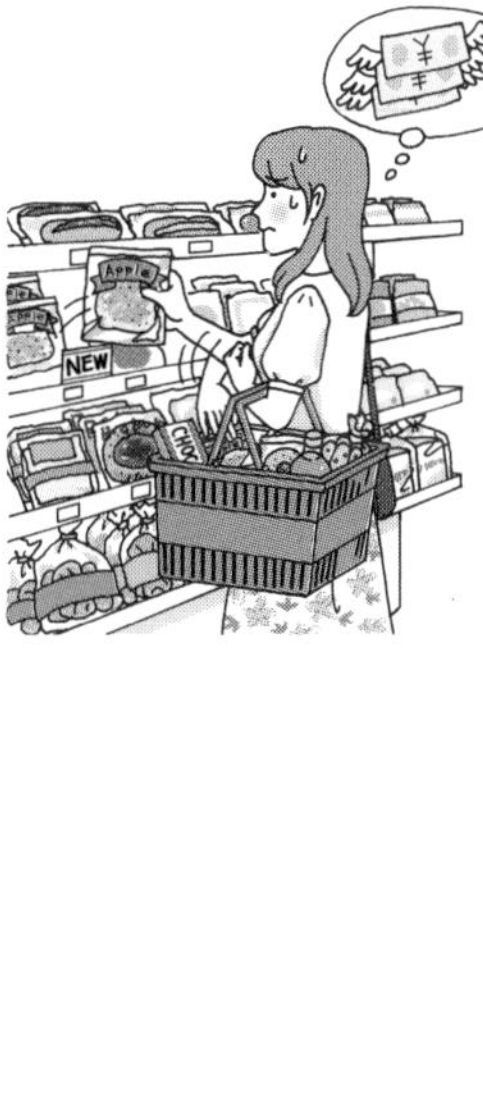

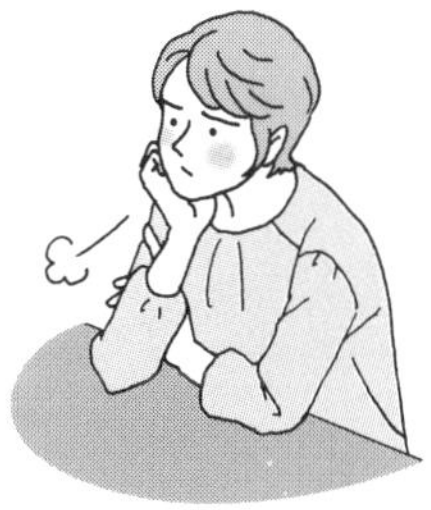

食べられない、食べ出したら止まらない……。「摂食障害」のタイプはいろいろ

摂食障害は、心にかかえている問題が「食べ方の問題」として現れる病気です。タイプによって現れ方は違いますが、ストレスが大きくかかわる点は共通しています。

「なにも気にせず食べること」が難しくなる

　摂食障害は主に3つのタイプに分けられます。そのひとつが、いわゆる拒食症です。拒食症の学術名は神経性やせ症です。太ることを恐れ、食べられずに、あるいは食べても吐くなどして、やせた状態が続きます。

　やせはなく、過食と嘔吐をくり返すのは神経性過食症（過食症）、過食だけが続くのは過食性障害です。過食とは、自分では抑えられないむちゃ食いのことです。

　どのタイプにしろ、長引かせないためには早い段階で気づいて適切に対応する必要があります。

▼摂食障害の主なタイプ

タイプ	神経性やせ症（拒食症）		神経性過食症（過食症）	過食性障害
	摂食制限型	過食・排出型		
食事	制限する	制限するが過食することも	過食	
嘔吐・下剤などの乱用	ない	ある		ない
体重	低体重		標準体重以上	過体重が多い
その他	若い世代の女性に多い			年齢は高め。男性も多い

このほか極度の偏食、小食が続く「回避・制限性食物摂取障害」などもある

全部Yesなら疑いあり！

- □標準体重※の80%以下のやせが3ヵ月以上続いている
- □小食、過食（一時的な大食）、隠れ食いがあり、食行動がおかしいと周囲の人に言われる
- □今の体重でもまだ重いと思えたり、顔や下半身が太いと思ったり、これ以上体重を増やすことに抵抗を感じる
- □やせる内科的な病気がない
- □（女子の場合）月経が止まっている／初経がない

※統計的にいちばん病気にかかりにくいと証明されている体重が標準体重。求め方はP8

子どもの摂食障害は、神経性やせ症がほとんど

拒食症として知られる神経性やせ症は思春期に発症しやすく、2010年代の調査によれば、女子高校生の有病率は0.17～0.56%です。大半は食べられずにやせ始め、そのまま制限型が続く人もいれば、過食・排出型に移行する人もいます。

▼要注意サイン

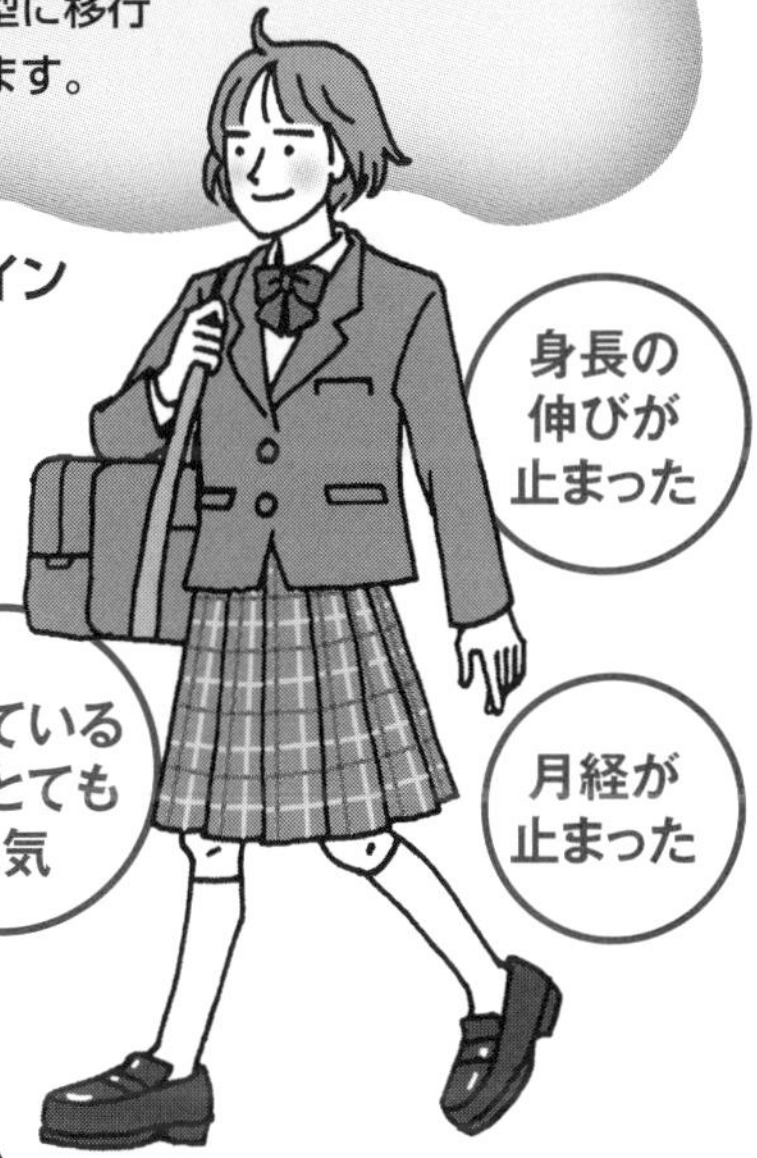
身長の伸びが止まった
月経が止まった

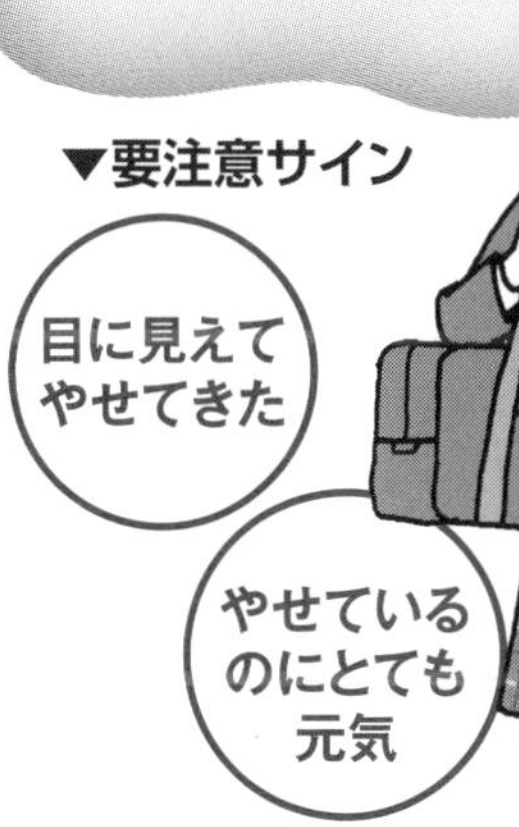
目に見えてやせてきた
やせているのにとても元気

過食症の悩みは大人に多い

過食症の発症年齢は神経性やせ症より高めです。自分で大量の食料を調達するのが難しい年齢では、あまりみられません。過食・排出型の神経性やせ症から移行することもあれば、極端なやせを経験しないまま発症することもあります。

20代女性の3～5%は過食症といわれますが、やせても太ってもいないのでだれにも気づかれず、受診しないままの人も少なくありません。

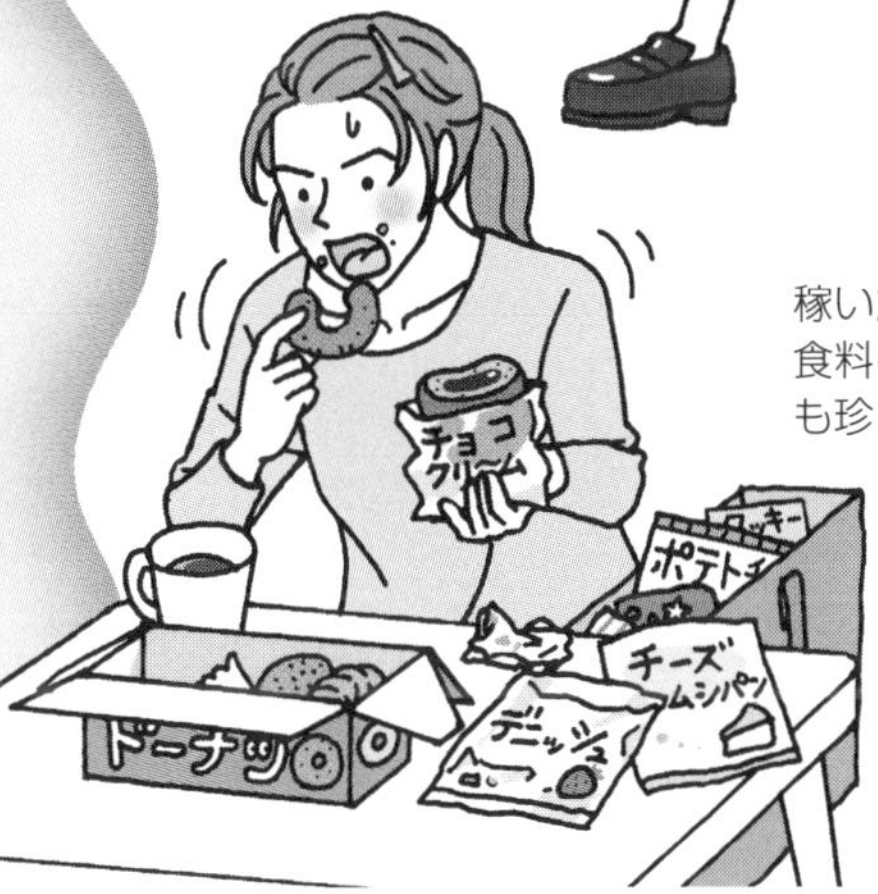
チョコクリーム
クッキー
ポテトチ
チーズ
ムシパン
デニッシュ
ドーナツ

稼いだお金を大量の食料につぎ込むことも珍しくない

標準体重の求め方

標準体重は年齢や身長などによって異なります。標準体重がどれくらいか、現在の体重が標準体重の何%か(標準体重比)、あるいは標準体重に対して何%の増減にあたるか(肥満度)、確かめておきましょう。

標準体重の80%(肥満度－20%)以下は、神経性やせ症が疑われます。

●標準体重比

現在の体重÷標準体重×100

●肥満度

(現在の体重－標準体重)÷標準体重×100

▼小児(5歳～17歳)の場合

標準体重_____(kg)＝a×身長_____(cm)－b

年齢(歳)	女子		男子	
	a	b	a	b
5	0.377	22.750	0.386	23.699
6	0.458	32.079	0.461	32.382
7	0.508	38.367	0.513	38.878
8	0.561	45.006	0.592	48.804
9	0.652	56.992	0.687	61.390
10	0.730	68.091	0.752	70.461
11	0.803	78.846	0.782	75.106
12	0.796	76.934	0.783	75.642
13	0.655	54.234	0.815	81.348
14	0.594	43.264	0.832	83.695
15	0.560	37.002	0.766	70.989
16	0.578	39.057	0.656	51.822
17	0.598	42.339	0.672	53.642

(日本小児内分泌学会による)

▼15歳以上の場合

(平田法)

身長160cm以上	標準体重_____(kg)＝〈身長_____(cm)－100〉×0.9
身長150～160cm	標準体重_____(kg)＝〈身長_____(cm)－150〉×0.4+50
身長150cm未満	標準体重_____(kg)＝〈身長_____(cm)－100〉

※標準体重の±10%の範囲が適正

▼BMIから求める場合(成人)

標準体重_____(kg)＝〈身長_____(m) × 身長_____(m)〉×22

BMI_____＝体重_____(kg) ÷〈身長_____(m) × 身長_____(m)〉

※BMI(body mass index)は18.5以上～25未満の範囲が普通体重。17以上～18.5未満であればやせぎみ、16以上～17未満であればやせ、16未満であればやせすぎ(WHOの判定基準)

第1章

神経性やせ症の始まり方

近年、小中高校生の摂食障害、
なかでも食べられずにやせていく神経性やせ症
（いわゆる拒食症）が増えています。
早い段階で気づければよいのですが、
なかなかそうはいかないことも少なくありません。

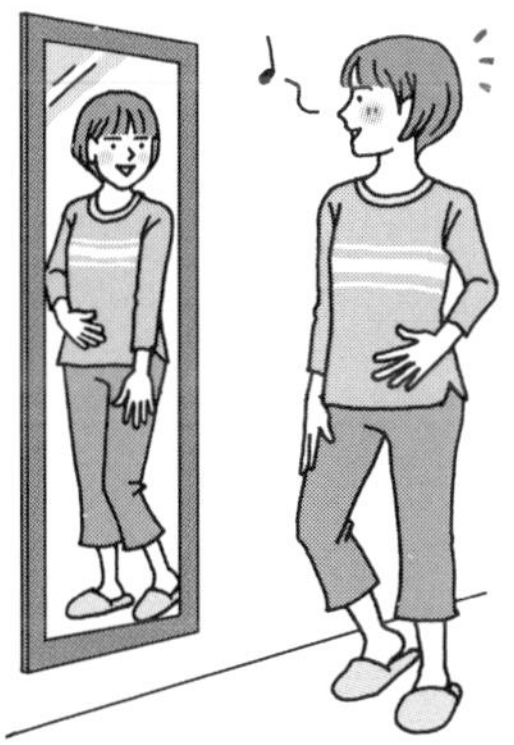

ストーリー①

もっともっと、がんばらなくちゃ！

神経性やせ症（拒食症）の始まり方はいろいろです。いつ始まったかわかりにくいことが多いもの。中学一年生のAさんの例をみていきましょう。

1

中学受験で第一志望校に受からず、地元の中学に進むことになったAさん。悔しい思いをいだきながらも、「ここで1番の成績をとって、高校受験は絶対、成功させる！」と心に決めています。

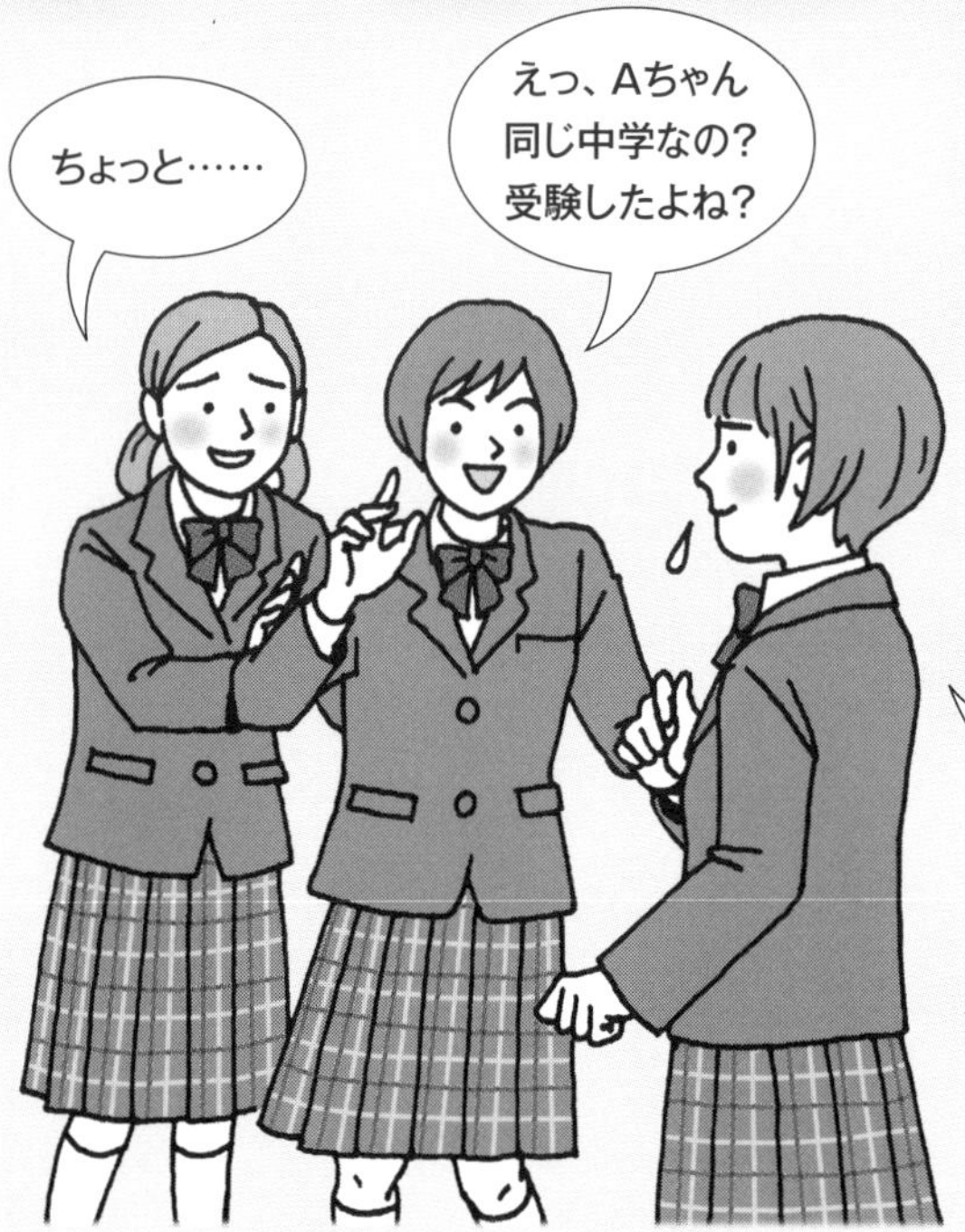
えっ、Aちゃん
同じ中学なの？
受験したよね？
ちょっと……
あー……うん

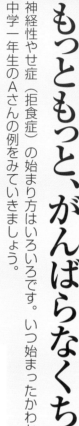

2

内申点を上げたいという思いもあり、部活動はもちろん、委員会の活動にも参加し始めたAさんは忙しい毎日を送っています。勉強については、大学生のBさんに家庭教師として来てもらうことになりました。

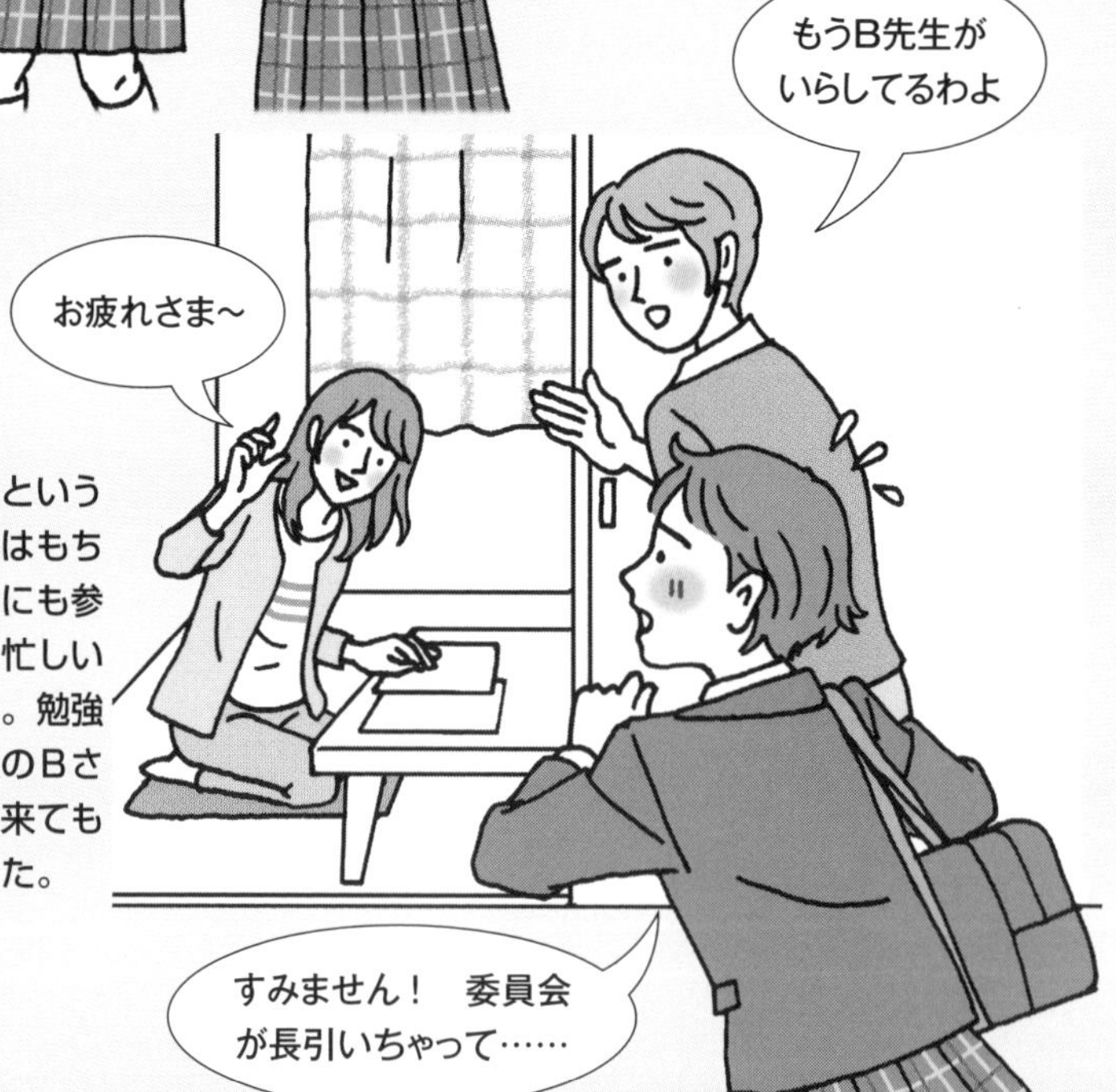
もうB先生が
いらしてるわよ
すみません！　委員会
が長引いちゃって……
お疲れさま～

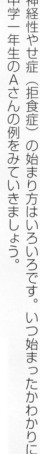

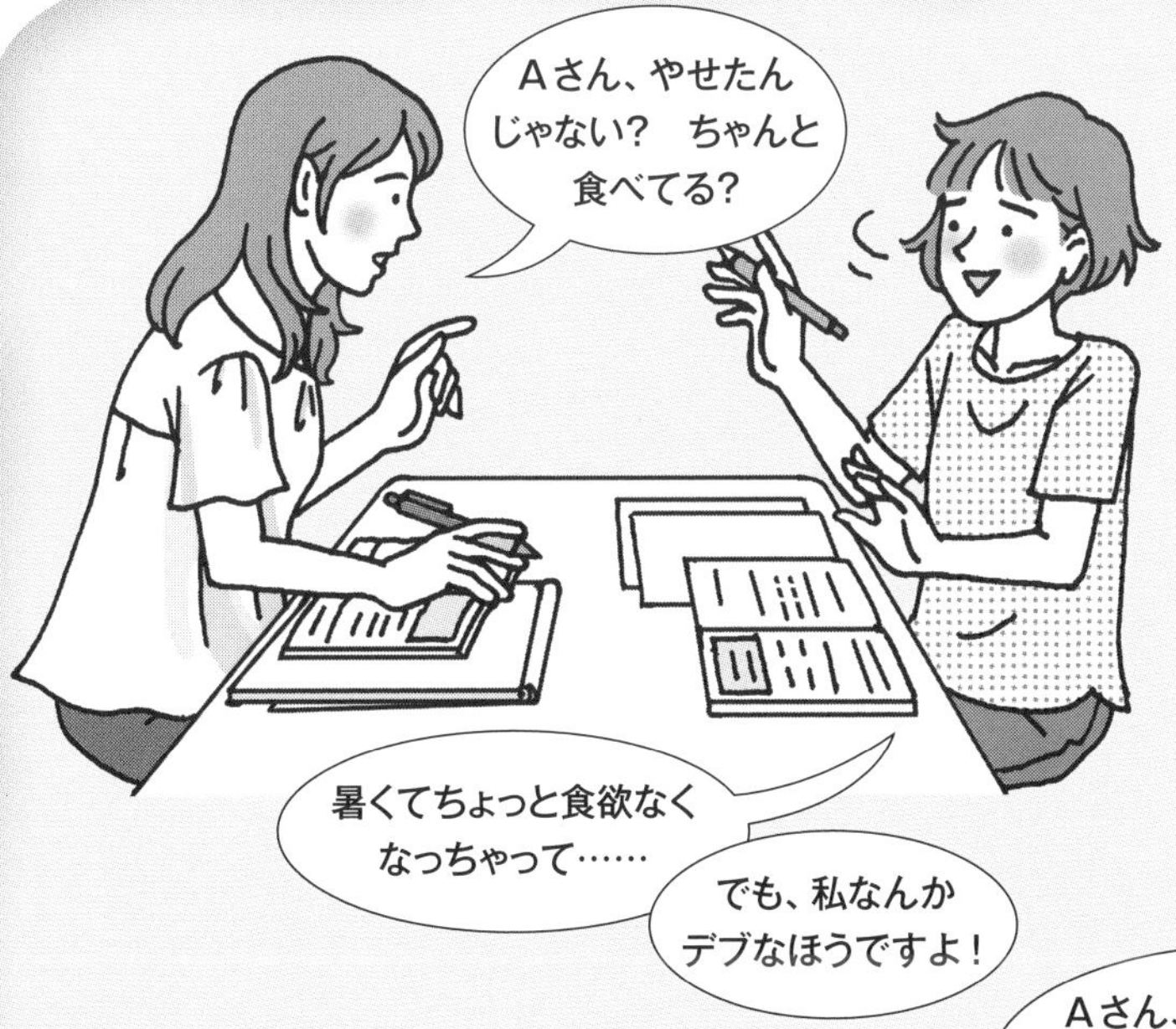
Ａさん、やせたんじゃない？ ちゃんと食べてる?
暑くてちょっと食欲なくなっちゃって……
でも、私なんかデブなほうですよ！

3

期末テストを前に、Ａさんは帰ってくるとおやつも食べず、食事もそこそこに机に向かう日が続いていました。テストが終わったとたん、今度は部活動の練習に大忙しです。

暑さが続くようになった頃、Ａさんは急にやせが目立つようになりました。

4

Ａさんの1学期の成績はとてもよく、お母さんは上機嫌です。ただ、Ｂさんには、Ａさんがかなり無理をしているように感じられます。

じつはＢさんも、がんばらずにはいられないタイプ。そして高校生の頃につらい体験をした過去があるのです。Ａさんの姿が、昔の自分のように思えるＢさんでした。

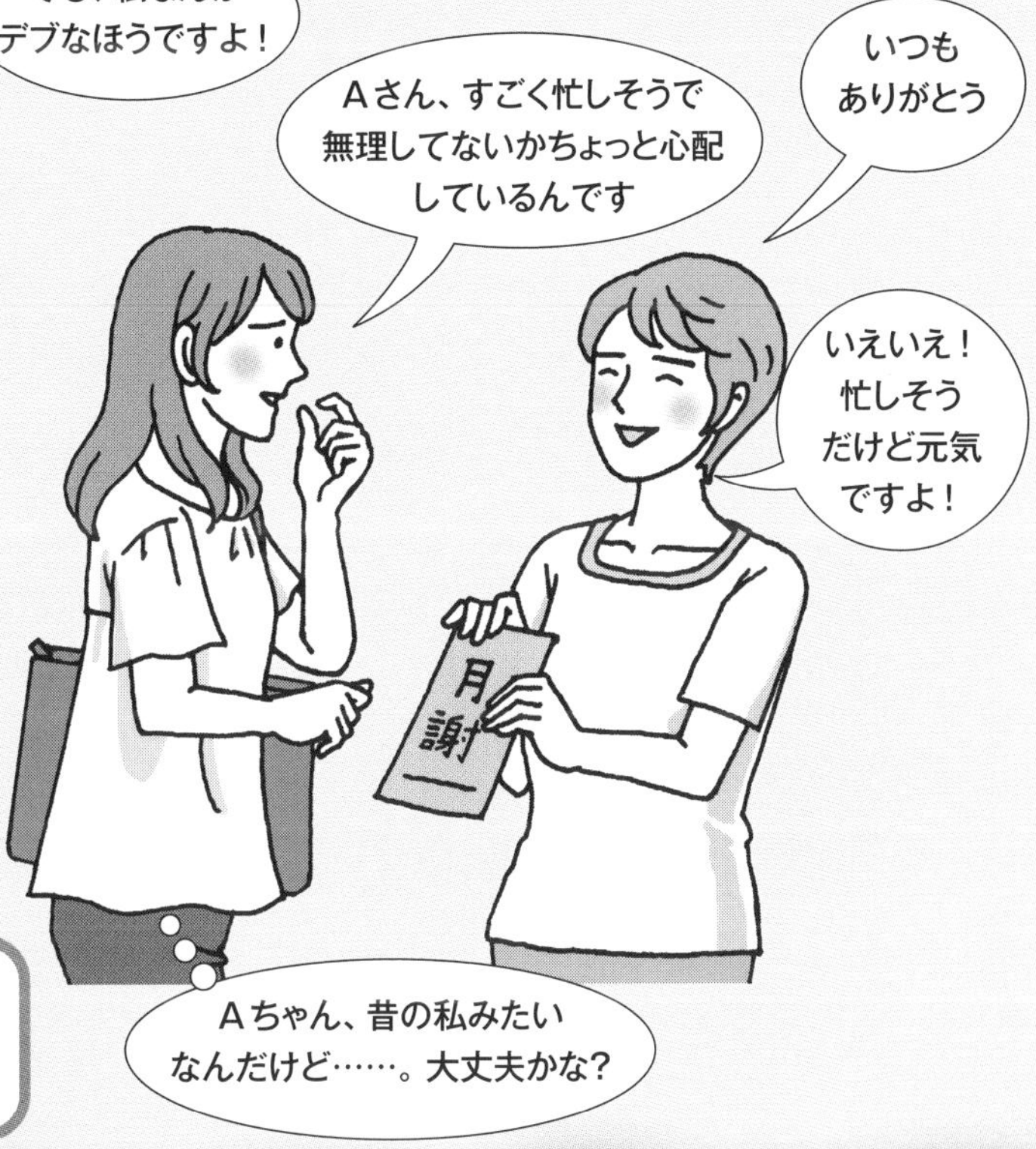
Ａさん、すごく忙しそうで無理してないかちょっと心配しているんです
いつもありがとう
いえいえ！忙しそうだけど元気ですよ！
月謝
Ａちゃん、昔の私みたいなんだけど……。大丈夫かな?

やせ始めたものの絶好調なＡさん。これからどうなっていくのでしょう!?
→続きはP28-29

やせたい気持ち

やせると得やすい、うれしい体験

「やせたほうがいい」「やせてるほうがかわいい」などという「やせ礼賛」の意識は、多くの人に刷り込まれています。太っていようがいまいが、たいていの人は「やせたい」のです。

「やせ願望」をもつのは普通のこと

世の中には「太るのは悪いこと／やせるのはよいこと」というメッセージがあふれています。「今よりもっとやせたい」という「やせ願望」をもつ人が多いのも当然です。

若い女性に強い「やせ」の傾向

見た目が気になる若い世代ほど、やせ願望は強いようです。実際、20代女性の5人に1人は「やせ／やせぎみ（BMI18.5未満）」に分類されるほど、日本の女性はスリムです。

「やせている＝よいこと」という一般的な認識

ファッションモデルやアイドルの多くはスリムな体型で、「見た目のよさ」と「やせていること」は分かちがたいものとされているようです。

健康面でも、「メタボ改善」「〝コロナ太り〟を解消しよう」など、やせることを推奨するメッセージが目立ちます。

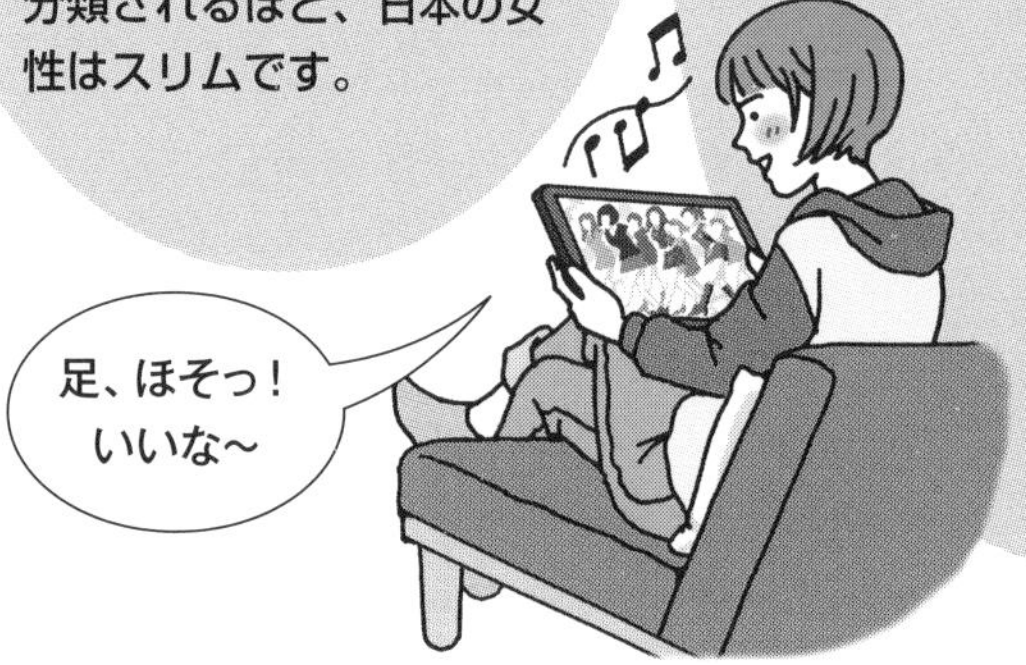

「やせすぎ」に陥りやすい状況が続いている

摂食障害のひとつ、神経性やせ症は、日本では一九八〇年頃から「拒食症」として広く知られるようになりました。二〇〇〇年以降、患者数は横ばいの状態でしたが、近年、コロナ禍の影響か増加がみられ、低年齢化も目立ちます。

神経性やせ症は、必ずしも「やせたい」という気持ちから始まるわけではありません。一方で、「太っているより、やせているほうがよい」という意識は、子どもを含め多くの人に共有されています。ストレスの多い状況が続くなか、「やせたらよいことがある」という期待や実感は、「やせすぎ」につながりやすい面もありそうです。

やせることで自信を得やすい

「やせるのはよいこと」という共通認識がある社会では、やせることが自信につながりやすいといえます。

自分自身の満足感

体重計の数字や体型の変化、動きやすくなったなどという実感が、自分自身に対する満足感を高めることもあります。

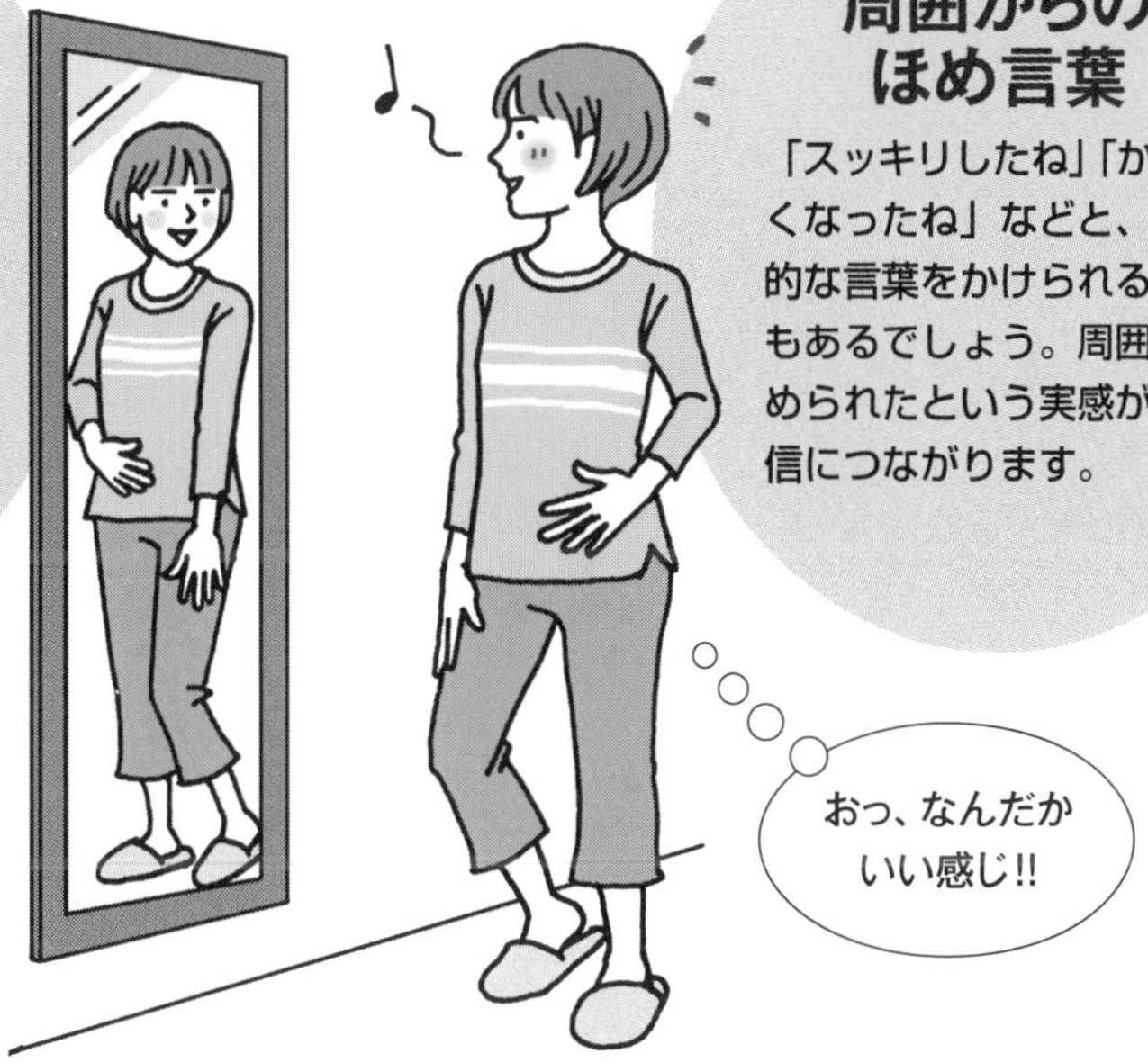
おっ、なんだか
いい感じ!!

周囲からのほめ言葉

「スッキリしたね」「かわいくなったね」などと、好意的な言葉をかけられることもあるでしょう。周囲に認められたという実感が、自信につながります。

やせたがる子どもたち

肥満傾向とされる、肥満度が二〇%以上の子どもの割合は、小中学生、高校生では一〇%前後です（学校保健統計調査による）。

一方で、今の自分の体型を、太りすぎ、あるいは太りぎみと思っている子どもの割合は小学四～六年で三〇%、中学生、高校生では五〇%前後にのぼり、「やせたい」と思っている子どもの割合はさらに多いことを示す調査結果もあります。標準的な体重であっても、「太い」と感じ、「やせたい」と思っている子どもも少なくないのです。

▼「やせたい」と思っている子どもの割合

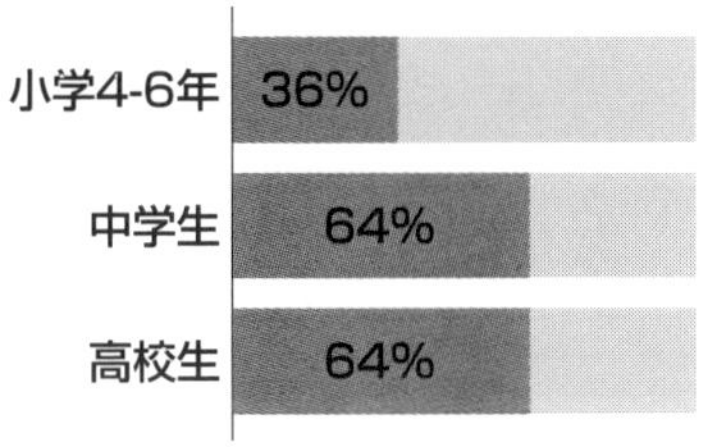
小学4-6年
36%
中学生
64%
高校生
64%

（国立成育医療研究センター「コロナ×こどもアンケート第5回調査 報告書」による）

見えにくい始まり①

やせ続ける背後には挫折感がある

厳しいダイエットなどにより急激にやせたら、抑えられない食欲が出て、体重のリバウンド（跳ね返り）が起こるのが自然です。やせ続けているのなら、「普通ではないことが起きている」というとらえ方が必要です。

急激にやせ始めたきっかけ

神経性やせ症の始まり方はいろいろです。ダイエットがきっかけになる場合もありますが、とくにやせようという意識はなかったという場合も少なくありません。

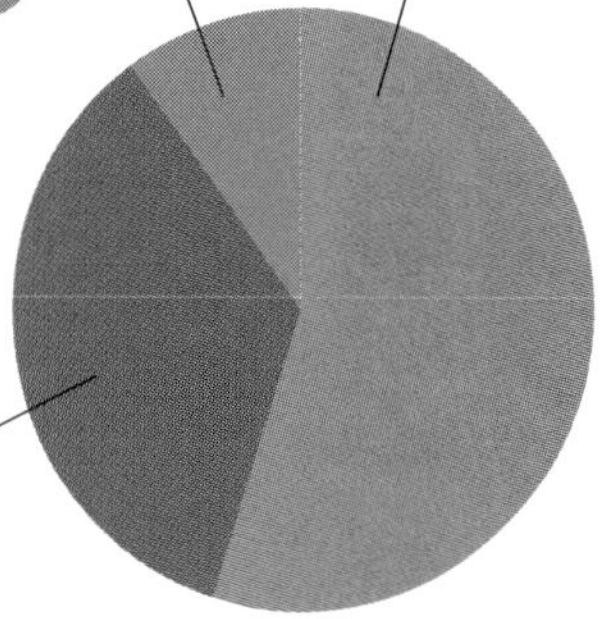

ダイエットあり

やせようとして、意識的に食べる量を減らしたり、運動量を増やしたりした

体調不良

風邪、胃腸炎などで、食べられない日が続いた

ダイエットなし

やせようと思っていたわけでも病気をしたわけでもないが、いやなことがあって食欲がなくなったり、運動量が増えたりして、やせてきた

「きっかけ」が出発点とはいえない

ダイエットをして意識的にやせた場合でも、過労や体調不良などにより、体重が減った場合でも、通常、体重が減り続けることはありません。

一方、神経性やせ症の場合、急激に体重が減り、やせすぎの状態からなかなか抜け出せなくなります。どの時点で発症したかは断定しにくいのですが、やせすぎの状態が続く背後には、なにかうまくいかないことがあったり、強い挫折感があったりするものです。やせ始めたきっかけはいろいろですが、そもそもの始まりは、思いどおりにいかない現実の問題のなかにあるといえます。

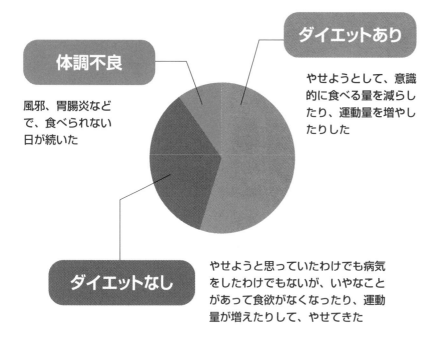

やせ続けるのは異常事態

厳しいダイエットでやせた場合、心身ともに健康な状態なら体重のリバウンドは起こるものです。身体的な不調でやせた場合も、不調が改善すれば体重はもとに戻ります。

急にやせてもリバウンドが起こらず、やせ続けるのは異常事態ととらえる必要があります。

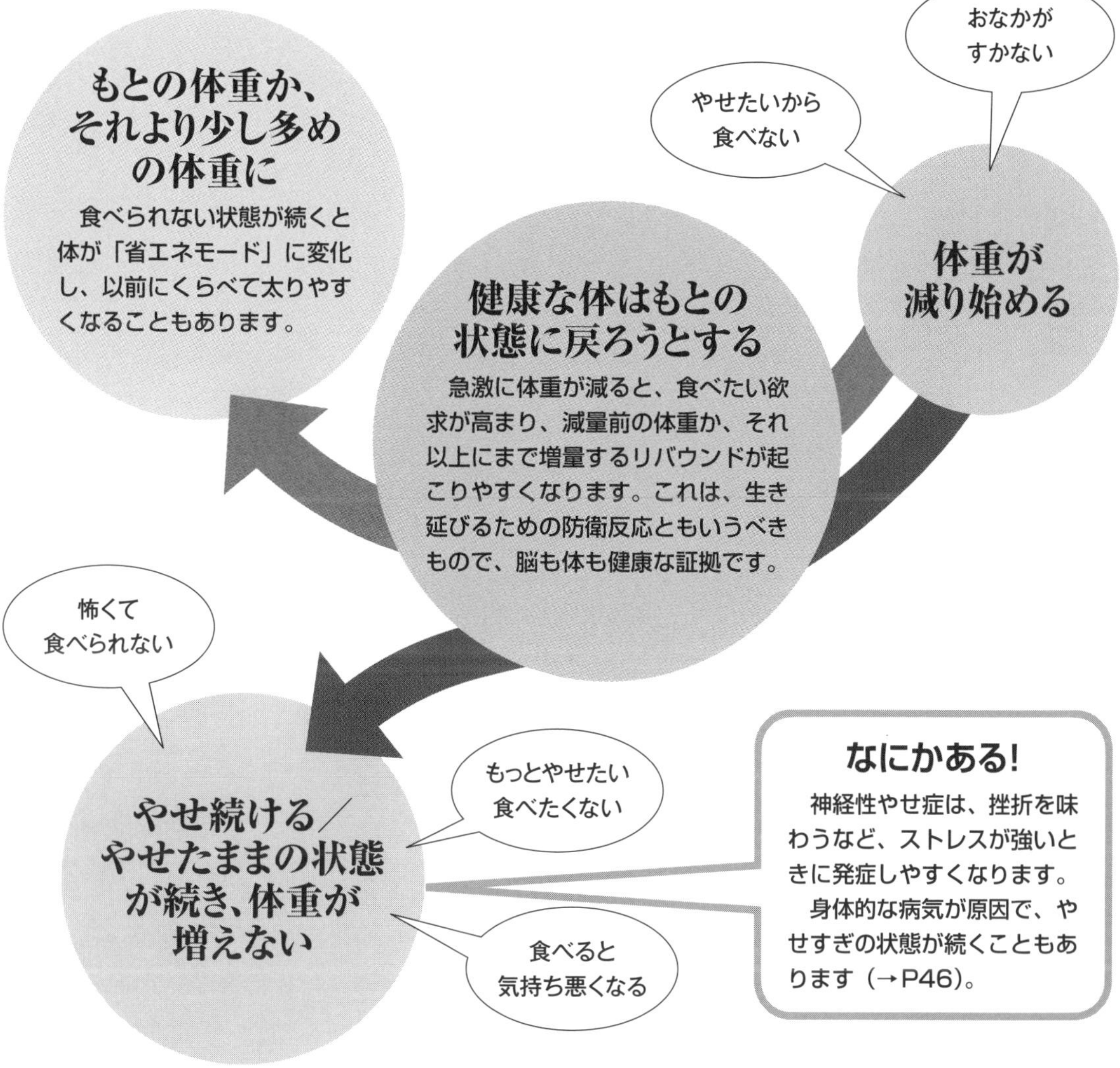
おなかが すかない
やせたいから 食べない
体重が 減り始める
健康な体はもとの 状態に戻ろうとする
急激に体重が減ると、食べたい欲求が高まり、減量前の体重か、それ以上にまで増量するリバウンドが起こりやすくなります。これは、生き延びるための防衛反応ともいうべきもので、脳も体も健康な証拠です。
もとの体重か、それより少し多めの体重に
食べられない状態が続くと体が「省エネモード」に変化し、以前にくらべて太りやすくなることもあります。
怖くて 食べられない
もっとやせたい 食べたくない
やせ続ける／やせたままの状態が続き、体重が増えない
食べると 気持ち悪くなる
なにかある!
神経性やせ症は、挫折を味わうなど、ストレスが強いときに発症しやすくなります。
身体的な病気が原因で、やせすぎの状態が続くこともあります（→P46）。

見えにくい始まり②

困るとやせたくなる、やせるともっと困る

やせ始めたきっかけがなんであれ、やせすぎの状態が続くのは、本人にとって「やせていること」にはメリットがあるからです。だからこそ、困るとやせたくなるのです。

「やせること」は手っ取り早いストレス対処法

ままならない現状にストレスを感じていても、ストレスのもとを取り除くのはなかなか大変です。その点、「やせること」は、自分だけでできる一発逆転のストレス対処法という面があります。

達成感を得やすい

取り組みの成果は明確な数字として示される。初めのうちは確実に体重が減っていく

ほめられる

やせ始めは、賞賛の言葉を得やすい（→P13）

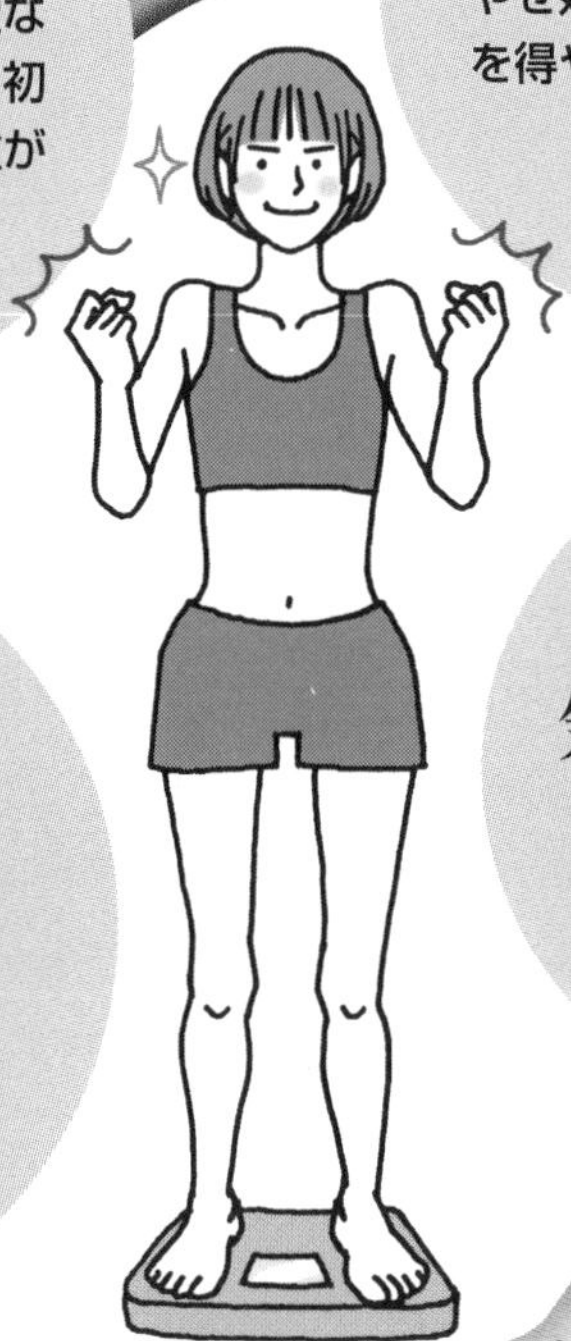

「余計なこと」を考えず、勉強や運動に集中できる

学業成績や運動記録がよくなる。ただし、集中できるようになるのは、やせが進み、思考の幅が狭まっていることの現れでもある

いやなことが気にならなくなる

やせが進むと感受性が鈍くなる

心配されたり、気づかわれたりする

やせが目立ち始めると、賞賛からいたわりへ

気持ちが楽になっていく

現実の生活で問題をかかえていたり、大きな挫折感を味わっていたりするときほど、やせることで得られるメリットは大きく感じられます。

「やせること」で乗り切りたい

神経性やせ症では、「困るとやせたくなる」という傾向がみられます。しかし、やせればやせるほど、逆に困りごとは増え、さらに「やせたい／やせていたい」気持ちが強まります。

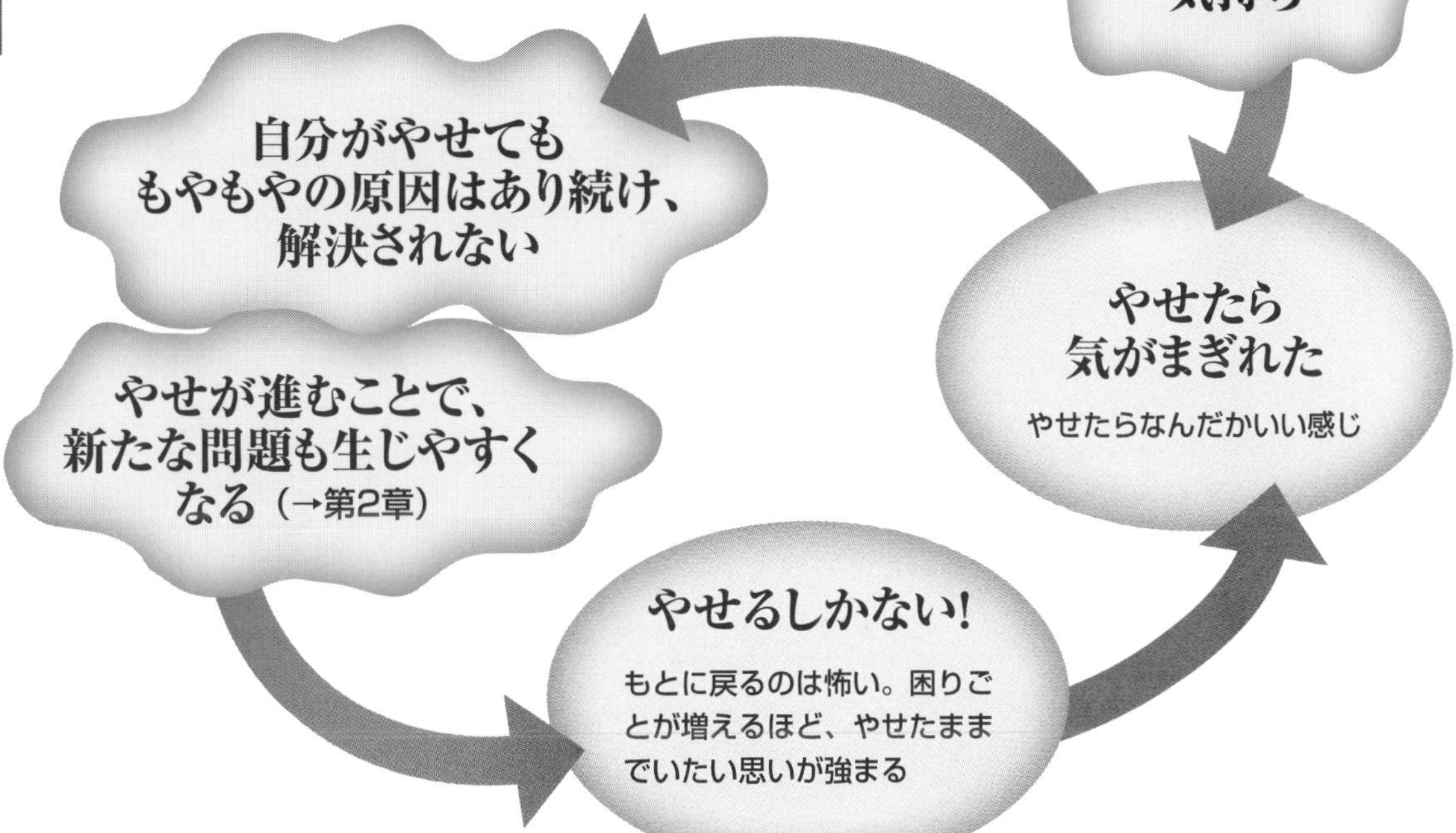
もやもやとした
気持ち
やせたら
気がまぎれた
やせたらなんだかいい感じ
やせるしかない!
もとに戻るのは怖い。困りごとが増えるほど、やせたままでいたい思いが強まる
やせが進むことで、
新たな問題も生じやすく
なる（→第2章）
自分がやせても
もやもやの原因はあり続け、
解決されない

進めば進むほど もとに戻りにくくなる

神経性やせ症では、太ることへの異常な恐れがみられます。身体的な病気があるわけではないのに急激にやせていき、明らかにやせすぎの状態になってもなお、体重を減らすための行動が止まらないようなら、神経性やせ症の域に入っていると考えられます。

最初のうちは「やせたら、なんでもうまくいく」ように感じられても、やせただけで事態が好転するわけではありません。やせ続ければ、周囲の好意的な言葉は消え、「やせすぎだ」「食べなくてはダメ」などと本人の現状や行動を否定する言葉に変わっていくでしょう。「ほめられる」というメリットもなくなっていくわけです。

一方で、「困ったらやせたくなる」のが神経性やせ症です。やせすぎていやなこと、困ったことが増えるほど「やせたい」という気持ちが強まり、もとに戻りにくくなっていくのです。

なりやすさ

「ほどほど」を超えやすい人にみられること

挫折感をかかえ、やせることにメリットを感じていても、だれもが神経性やせ症になるわけではありません。なりやすさには個人差があります。

ストレスにうまく対処できていない

神経性やせ症に限らず、摂食障害はストレスとの関連が深い病気です。同じような体験がどれほどのストレスとなるかは人によって違います。また、ストレスを感じるような出来事が重なっても、うまく対処していくことができれば、ためこまずにすみます。自分の限界を超えたストレスに対処する唯一の方法が「やせること」になると、神経性やせ症に結びつきやすくなります。

神経性やせ症は、ストレスに対処する不適切な方法の現れともいえます。ストレスがたまりやすい、対処する方法が少ない人ほど「なりやすい」のです。

ストレスが限界を超えている

病的にやせ始めた時期、本人はいくつもの問題をかかえていることが多いもの。発症のきっかけと思われる挫折体験があったとしても、それは限界を超える最後の一滴に過ぎなかったのかもしれません。

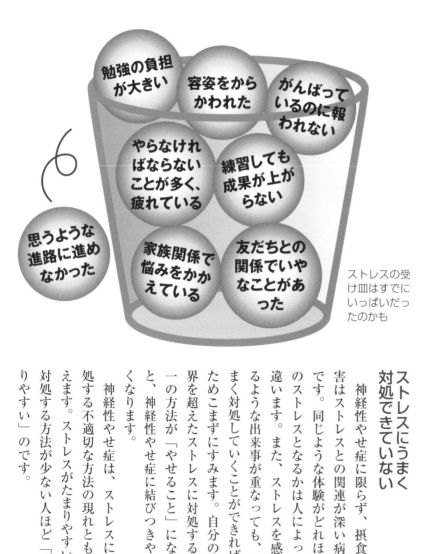

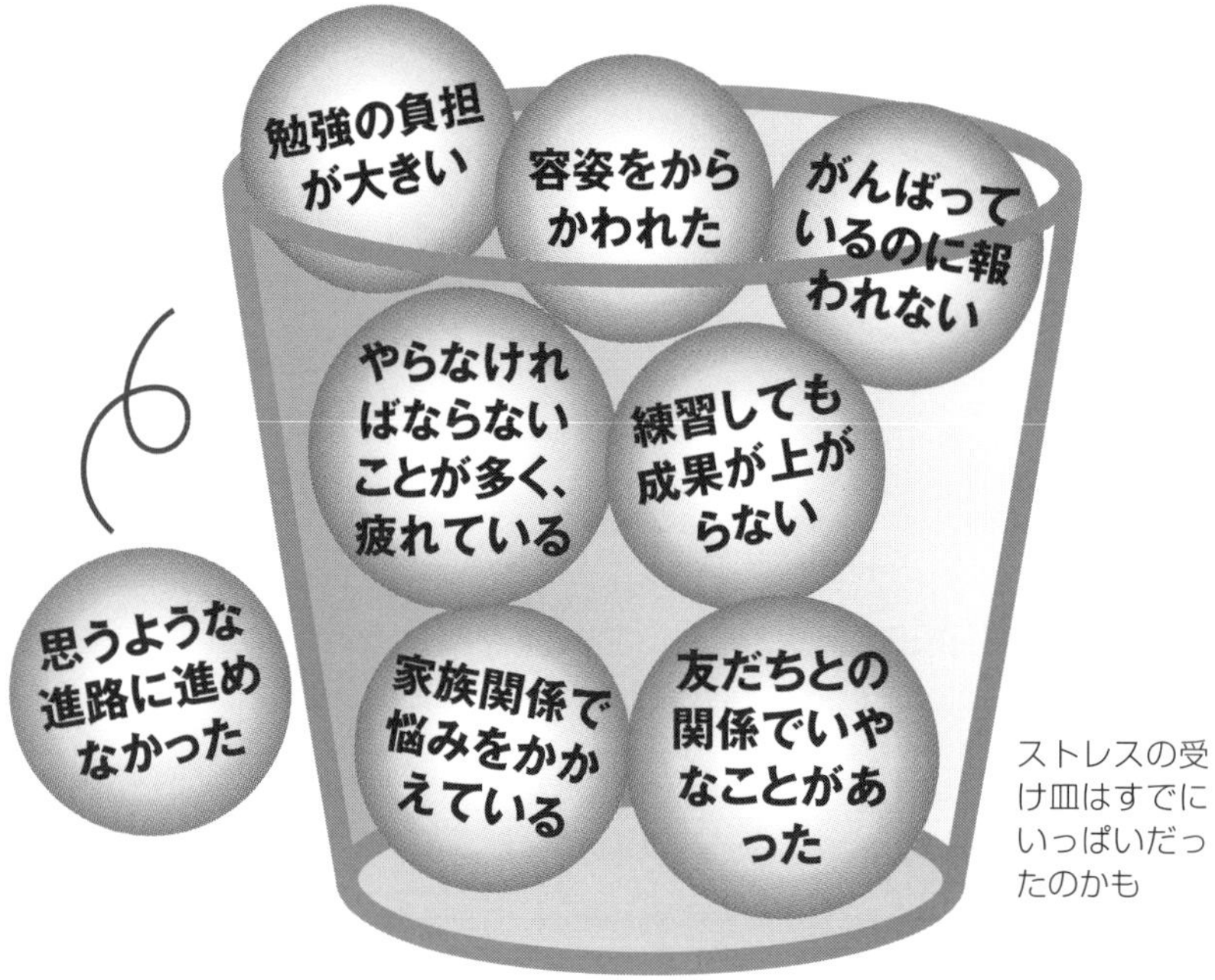

勉強の負担が大きい
容姿をからかわれた
がんばっているのに報われない
やらなければならないことが多く、疲れている
練習しても成果が上がらない
思うような進路に進めなかった
家族関係で悩みをかかえている
友だちとの関係でいやなことがあった
ストレスの受け皿はすでにいっぱいだったのかも

「やせ」に結びつきやすい要因

神経性やせ症の人には似た傾向がみられることが多いものです。いくつかの要因が重なると、発症しやすくなると考えられます。

負けず嫌い、完璧主義、生真面目

だれにも負けたくないという気持ちや、完璧主義の傾向が強いと、思うようにいかないときにいやな気持ちが残りやすくなります。それでも、真面目にひたすらがんばる、耐えるという人が多く、ストレスがたまりやすいのです。

ものごとのとらえ方・考え方のクセ

「テストは100点でなければダメ（99点なら0点と同じ）」など、ものごとを0か100かで判断し、自分を追い込む傾向がみられます。「体型のせいでうまくいかない」など、少々極端な考え方をしたり、なんでも「自分が悪い」と受け止めたりする人も少なくありません。

ストレスにつぶされないためには、やせるしかない！

不安の強さ

他人の目にとても敏感で、変化を敏感に察知する力が強い人が多いようです。悪いことではないのですが、不安になりやすくストレスがたまりやすいともいえます。

「いい子」「できる子」

真面目にがんばってきた「いい子」「できる子」は、失敗体験の少なさゆえ挫折の乗り越え方が身についておらず、ストレスに対処しにくいこともあります。

脳機能の特性

発達障害がある人など、なにか極端に不得意なことがある場合、ストレスになる体験が増えやすいといえます。

遺伝子レベルのなりやすさ

神経性やせ症の発症しやすさにかかわる遺伝子があることがわかっています。それらの遺伝子がある人は、糖尿病や肥満になりにくいという「よい面」がある一方で、神経性やせ症の発症リスクが高まると報告されています。

気づきにくさ

家族が「異変」に気づくのは遅れがち

子どもの変化に気づいていても、家族は「ダイエットだ」「がんばっているな」などと思っていることが多いもの。「これは放っておけない」と気づくタイミングは遅れがちです。

なぜ気づきにくいのか？

子どもが始めたやせるための努力や、やせたことによる変化は、好意的に受け止めていたという人も多いでしょう。

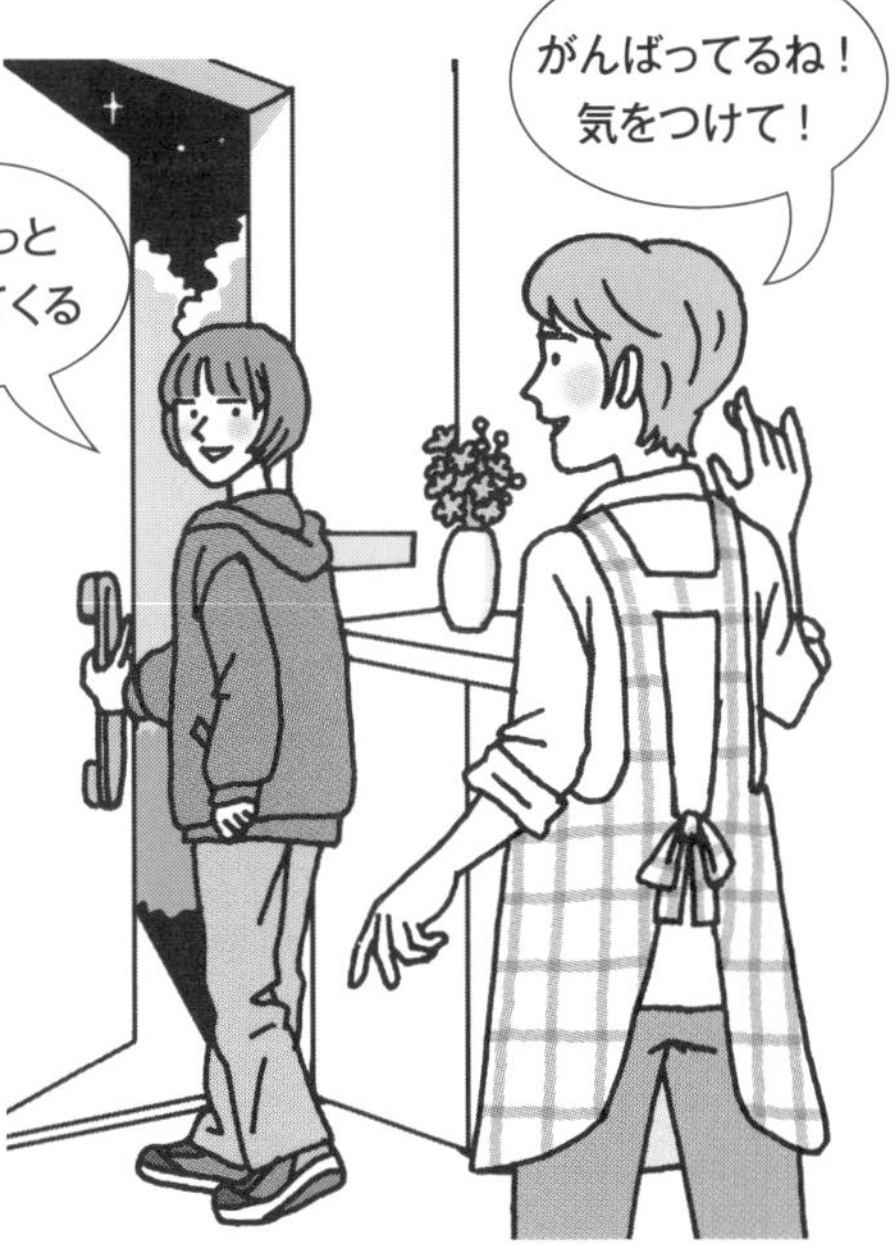

ちょっと走ってくる
がんばってるね！気をつけて！

「よい取り組み」と応援していたりもする

やせていても元気

本人は時間があれば動き回っているので、とても元気にみえます。やせたことに気づいても「元気だから問題ない」「成績も上がってよかった」などと思いやすいのです。

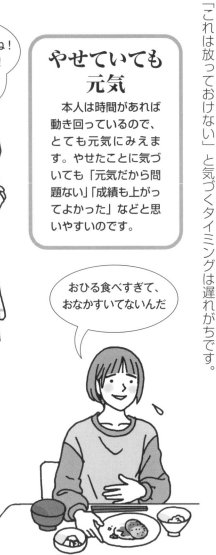

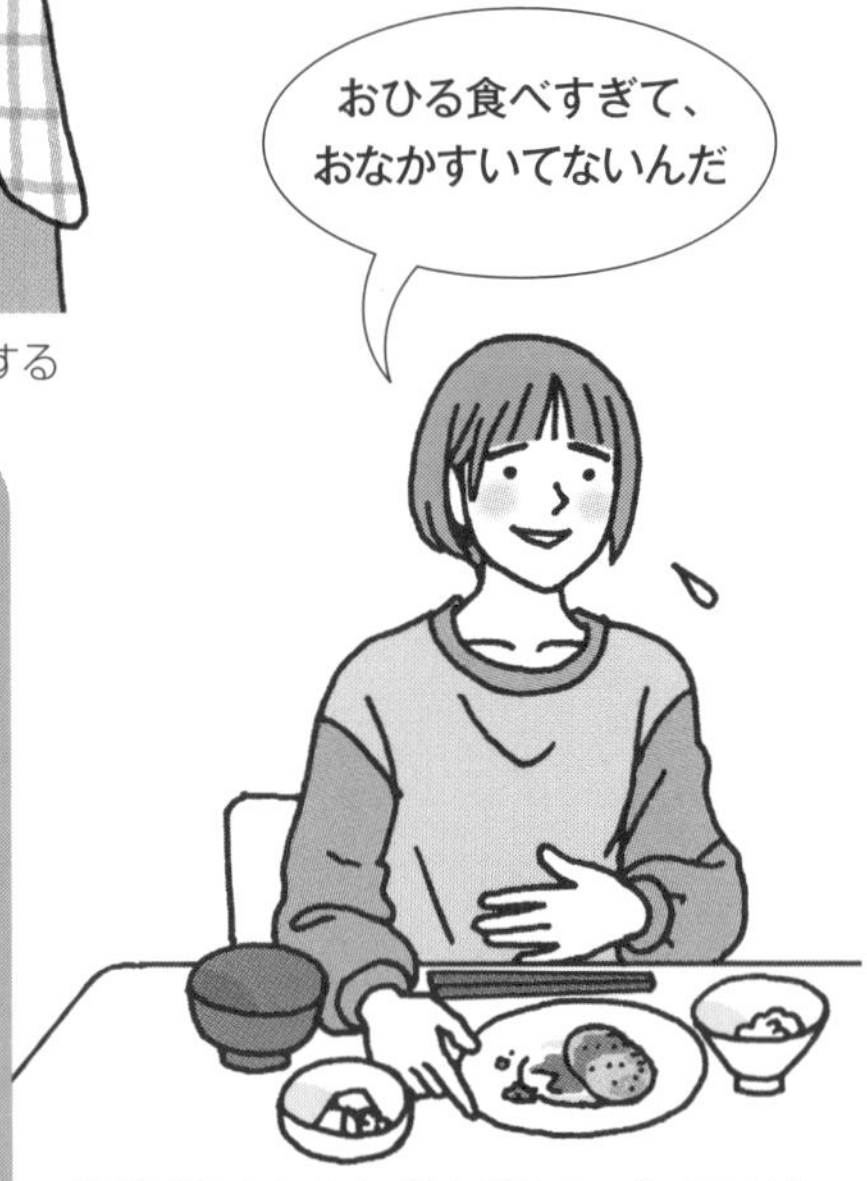

おひる食べすぎて、おなかすいてないんだ

体型が目立たない服を着たり、食べていないのに「食べた」とウソをついたりする

本人が隠そうとする

「やせすぎだ」「もっと食べなさい」などと言われるのを避けるために、本人はやせるための努力や、やせていることを隠そうとします。

思春期の子どもがどれほどやせているかは、親でも把握しにくいもの。子どもの「どこも悪くない」「そんなにやせていない」などという言葉を鵜呑みにしがちです。

家族の受け止め方の変化

子どもがやせ続ければ、家族の見方も変わってきます。

初めは楽観的
「食欲はそのうちに戻る」などと楽観視。拒食症（神経性やせ症）、摂食障害という言葉は知っていても、目の前の子どもと結びつきにくい

↓

不安に襲われる
急激にやせてもなお、やせ続けようとする子どもの様子に「このままでは命にかかわる」と不安に襲われるが、どう対応すればよいかわからず、混乱が強まる

↓

揺れる気持ち
治したいと願う一方で、「食べれば治るのに、なぜ食べないのか」と怒りを覚えることも

↓

ひたすらつらい
摂食障害について学んでも、実際に対応していくのは骨が折れる。責められているような気持ちになったり、自信を失ったりすることも

↓

理解の深まり
子どもの苦しさに気づき、子どもの視線に立った考えができるようになると、子どもが必要としていることはなにか、深いレベルでの理解が進む

↓

肯定的な受け止め
闘病の経験を、意味のあるものとして受け入れられるようになる

家族の態度は急に変わりやすい

初めのうちは楽観視し、むしろ好意的に受け止めていた家族も、子どものやせが進むと急にあせり始めるものです。それまでの「野菜中心の食事で健康的だ」などと応援していた態度は一変し、「もっと栄養のあるものを食べなければダメ」と子どもに迫り、関係が悪化しがちです。

いちじるしくやせた子どもの様子に、まわりの大人は「なぜもっと早く気づけなかったのか」と自分を責めたり、身近な家族を責めたりすることもあります。しかし、往々にして気づきにくいものなのです。

今からでも遅くはありません。気づきを適切な対応につなげていきましょう。

気づくために

学校は早期発見の場となりうる

家族が「なにかおかしい」と思い始める前に、学校生活のなかで、子どもの変化があらわになることも多いものです。

学校生活のなかでみられる症状・変化の例

神経性やせ症は食べ方や体重だけでなく、日々の行動にもその影響が現れます。

ふだんの生活のなかで……

- 急にやせたが、休む気配はなく、動き回っている
- 急に実現しにくいような勉強計画を立てて、がんばり始める
- 昼食の量が減っている

保健室で……

- 定期的な身体計測で、体重の減少がみられる

部活動で……

- 急に、食事制限や過酷なトレーニングを始めた
- 客観的にみると体力が落ちているのに、練習を休まない
- ケガや故障が増えている

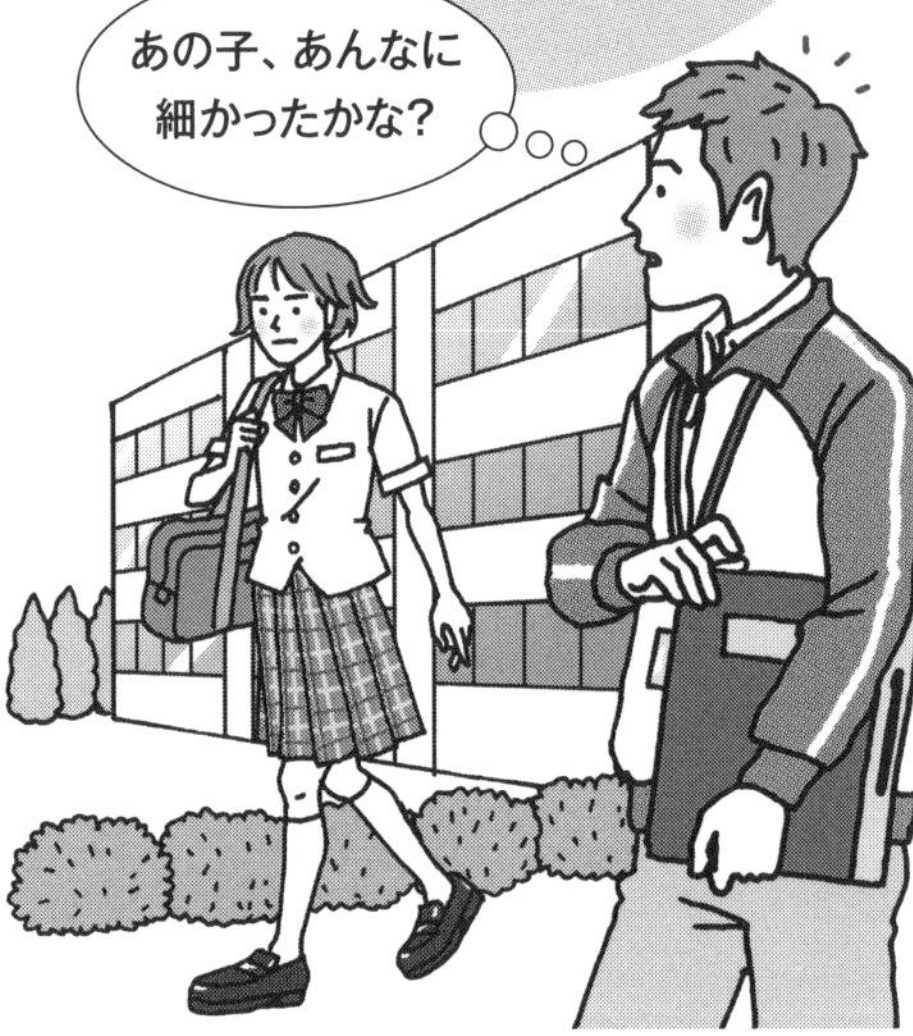

できるだけ早い段階で気づけるとよい

摂食障害のなかでも神経性やせ症は、小中学校、高校に通う年代での発症が多く、学校として対応を考えていかなければならないことも少なくありません。

学校生活のなかでの「うまくいかなさ」が、やせにつながっていることもあります。具体的な対応を進めるうえでは、子どもの心配な変化にできるだけ早い段階で気づくことが大切です。

小学生、中学生の頃は成長期にあたります。体重が急激に減っている場合だけでなく、体重増加がみられない場合にも、「普通ではない」というとらえ方が必要です。

ひときわ大きい保健室の役割

体重の変化を把握するだけでなく、学校生活でのうまくいかなさをかかえている子どもの逃げ場という役割もあります。

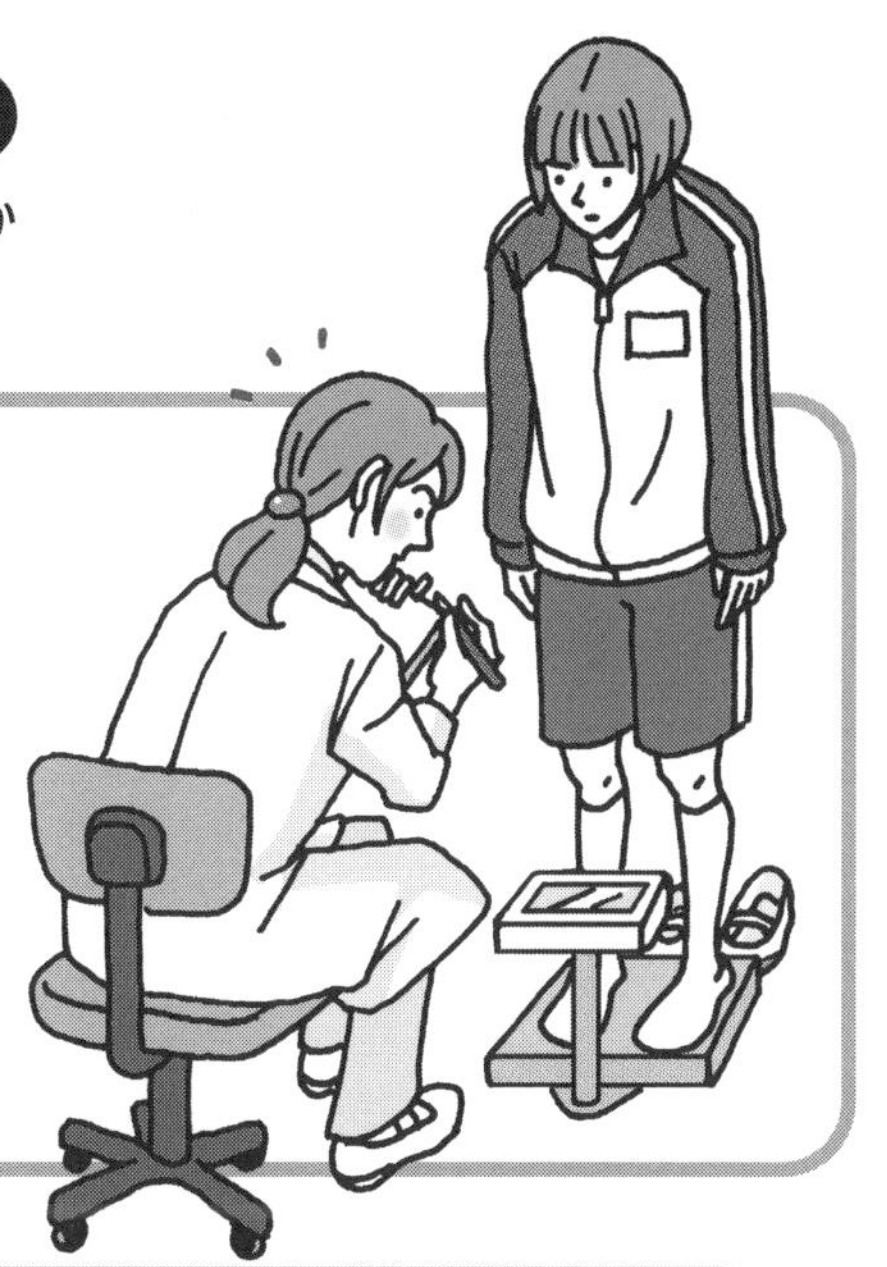

定期的な身体計測

測定値からBMIや標準体重比、肥満度を算出しておきます。もともとやせている子どももおり、低体重だからといって、ただちに摂食障害が疑われるわけではありませんが、定期的な測定値の変化から、病的な変化に早く気づける可能性があります。

要注意!

- 横になり安静な状態で脈拍数も確認しておく
- 1分間の脈拍数が60未満なら要注意（徐脈）

成長曲線の作成

測定した身長・体重の値から、それぞれの子どもの成長曲線を作成すると、身長の伸び方や体重の変化を視覚的に確認することができます。

もともとやせている子どもの場合、さらにやせても変化に気づきにくいことがありますが、成長曲線をみれば、明らかにある時期から見過ごせない体重減少が起きていることに気づきやすくなります。

▼成長曲線に現れる危険な兆候

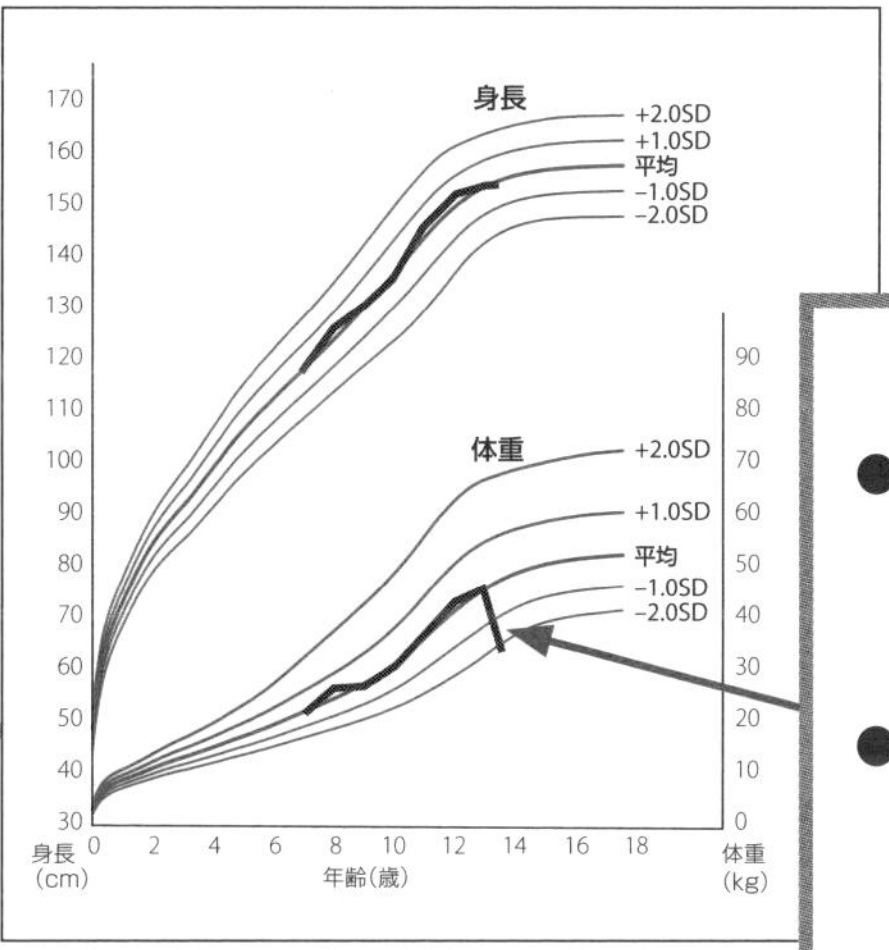

要注意!

- 体重の変化は標準範囲内でも、ある時期からガクンと下降し始めた
- もともと下限ギリギリだった体重が減り、標準範囲を超えた
- 身長の伸びが悪い

具体的な対応を検討※（→第3章）

※P24の質問紙を用いて本人にセルフチェックを促すのもよい

神経性やせ症の疑いがないかチェック！

自覚しにくいのが神経性やせ症の特徴です。下記に示すのは神経性やせ症の早期発見を目的にした本人に対する質問紙。各項目当てはまる番号を選んで○をつけます。

▼日本語版EAT26

（Mukai T, Crago M, Shisslak C.M. Eating Attitude and Weight Preoccupation Among Female High School Students in Japan, 1994による）

		まったくない	たまに	ときどき	しばしば	非常にひんぱん	いつも
Q1	太りすぎることが怖い	1	2	3	4	5	6
Q2	おなかがすいたときに食べないようにしている	1	2	3	4	5	6
Q3	食べもののことで頭がいっぱいである	1	2	3	4	5	6
Q4	やめられないかもしれないと思うほど次から次へと食べ続けることがある	1	2	3	4	5	6
Q5	食べものを小さく刻んで少量ずつ口に入れる	1	2	3	4	5	6
Q6	自分が食べる食べもののカロリー量を知っている	1	2	3	4	5	6
Q7	炭水化物が多い食べもの（パン、ごはん、パスタなど）は特に食べないようにしている	1	2	3	4	5	6
Q8	ほかの人は、私がもっと食べるようにと望んでいるようだ	1	2	3	4	5	6
Q9	食べたあとに吐く	1	2	3	4	5	6
Q10	食べたあとでひどく悪いことをしたような気になる	1	2	3	4	5	6
Q11	もっとやせたいという思いで頭がいっぱいである	1	2	3	4	5	6
Q12	カロリーを使っていることを考えながら運動する	1	2	3	4	5	6
Q13	ほかの人は私のことをやせすぎだと思っている	1	2	3	4	5	6
Q14	自分の身体に脂肪がつきすぎているという考えが頭から離れない	1	2	3	4	5	6
Q15	ほかの人よりも食事をするのに時間がかかる	1	2	3	4	5	6
Q16	砂糖が入っている食べものは食べないようにしている	1	2	3	4	5	6
Q17	ダイエット食品を食べる	1	2	3	4	5	6
Q18	私の生活は食べものにふりまわされている気がする	1	2	3	4	5	6
Q19	食べものに関して自分で自分をコントロールしている	1	2	3	4	5	6
Q20	ほかの人が私にもっと食べるように圧力をかけている感じがする	1	2	3	4	5	6
Q21	食べものに関して時間をかけすぎたり、考えすぎたりする	1	2	3	4	5	6
Q22	甘いものを食べたあとで、気分が落ち着かない	1	2	3	4	5	6
Q23	ダイエットをしている	1	2	3	4	5	6
Q24	胃が空っぽの状態が好きだ	1	2	3	4	5	6
Q25	食べたことのないカロリーが高い食べものを食べてみることは楽しみだ	6	5	4	3	2	1
Q26	食事のあとで衝動的に吐きたくなる	1	2	3	4	5	6

【採点方法】「6」…3点／「5」…2点／「4」…1点／「3」「2」「1」…0点

【判定基準】合計点が20点以上※なら要注意。医療機関への相談がすすめられる

※20点未満でも神経性やせ症の可能性が否定されるわけではない

上記の質問票は高校生以上を対象にしたもの。文章表現を平易にした「子ども版EAT26日本語版」もある。質問内容は同じだが、小学生、中学生の場合、Q25は無効と判断されている。Q25を除いた25項目の合計点が18点以上なら要注意

気づいた段階で対応を始めよう

問題のない体型の変化なのか、心配な変化なのか判別しにくい時期に気づかれることもありますが、急速にやせが進み、できるだけ早く医療につなげたほうがよい状態になっていることもあります。

学校内での気づきは放置せず、子どもの状態に応じ、家庭、医療と連携しながら対応を進めていきましょう（→P58）。

病状による対応の目安

問題のない体型の変化と判別しにくい状態から、できるだけ早く医療につなげたほうがよい状態まで幅が広いもの。それぞれの段階で、学校としてとるべき対応は異なってきます。

対応	目安
注意を払う	標準体重比85%で徐脈／標準体重比80%未満／体重が前学期より伸びていない
学内で情報共有。見守り体制をつくる	標準体重比80%未満で徐脈
保護者への連絡	標準体重比80%未満で徐脈
受診を促す	標準体重比80%未満で徐脈 標準体重比75%未満／成長曲線の折れ曲がり（→P23）
受診を強くすすめる	標準体重比70%未満
緊急対応	標準体重比70%未満で、立ち上がれない、転倒、意識障害などの症状が現れたら緊急受診させる

「エキスパートコンセンサスによる摂食障害に関する学校と医療のより良い連携のための対応指針　中学校版」をもとに作成

▼受診の促し方

本人は受診をいやがることも多いもの。成長曲線のような「見てわかる」グラフを示しながら、話してみましょう。

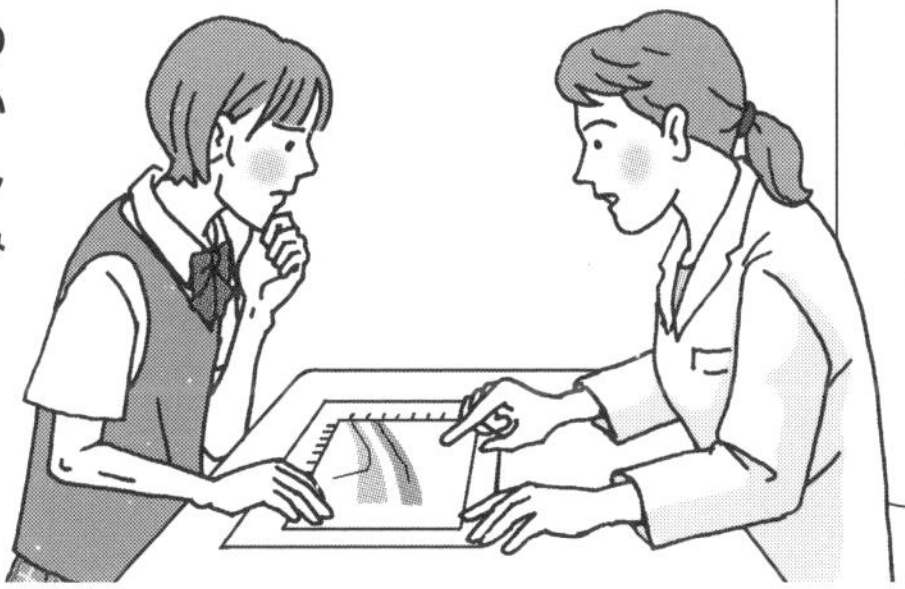

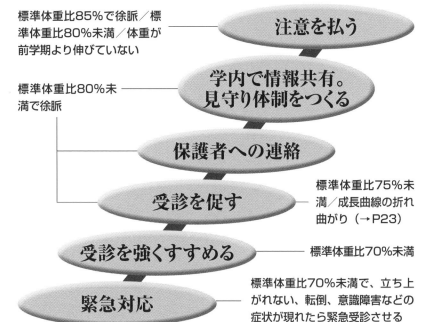

★普通、体重がこれほど急激に減ることはない。なにか病気があるかもしれない
★月経が来ない（止まっている）なら、ホルモンの検査を受けたほうがいい
★脈拍が少ないのは、心臓の働きが弱っているからかも。調べたほうがいい
★自覚症状はなくても、体重が軽すぎると、脳や胃も縮んでくるし、背も伸びなくなる

COLUMN

摂食障害は「体と心の病気」です

「心身症」だが、精神疾患を伴うことも

精神的なストレスが体の症状となって現れる状態は、「心身症」といわれます。神経性やせ症をはじめとする摂食障害も、心身症のひとつです。

摂食障害そのものは、食事や体重に関しては健康な判断や当たり前の行動ができなくなるものの、それ以外のことに関する判断や行動に問題があるわけではありません。しかし、病状が進めば心の状態は悪化しやすくなります。とくに神経性やせ症では、飢餓の影響でものごとのとらえ方にかたよりが生じやすく、それが生活全般にも及びます。

また、うつ病や不安障害、強迫性障害などの精神疾患と摂食障害が併発することもあります。抑うつ、不安などの精神症状が強い場合は、精神疾患で使われる薬が用いられることもあります。日本では心療内科や精神科、欧米では主として精神科で診療がおこなわれています。

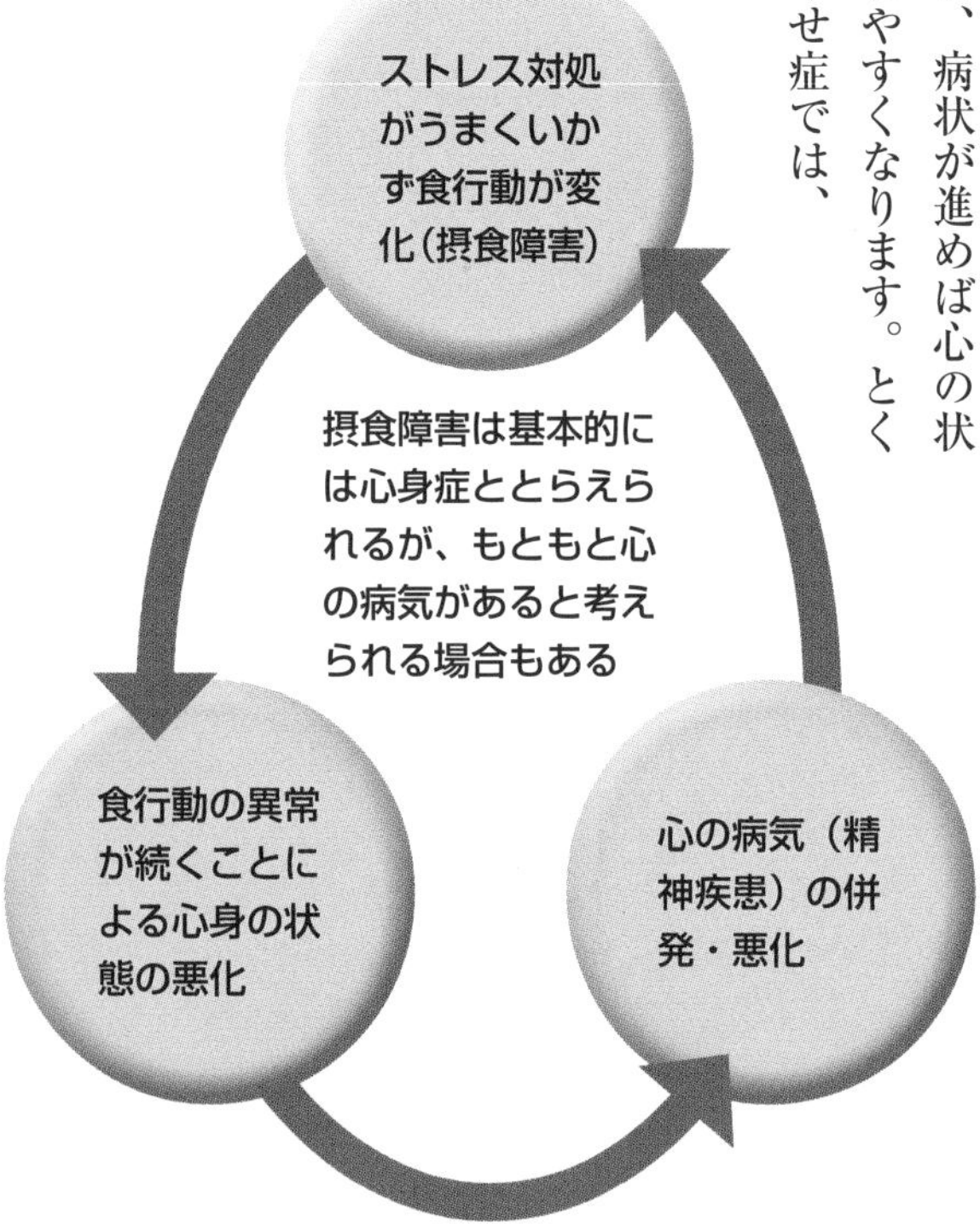
ストレス対処がうまくいかず食行動が変化（摂食障害）
食行動の異常が続くことによる心身の状態の悪化
心の病気（精神疾患）の併発・悪化
摂食障害は基本的には心身症ととらえられるが、もともと心の病気があると考えられる場合もある

第2章

やせてもやせても、まだ足りない

飢餓は、体をやせさせるだけでなく、
脳の働きをも変えていきます。
はたからみれば明らかに「やせすぎ」の状態になってもなお、
神経性やせ症の本人は、「自分は太っている」と感じ、
「もう十分」とは思えないのです。

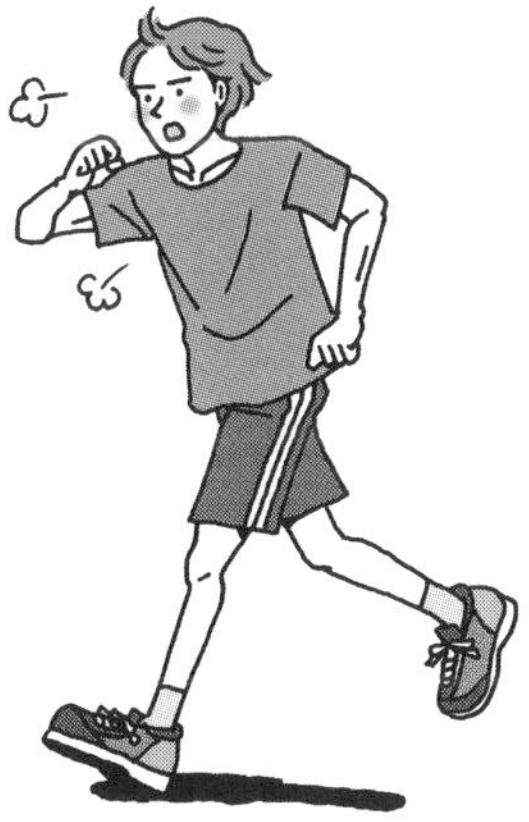

ストーリー②
私は元気！　だから口を出さないで！

進学後、張り切って毎日を過ごしていたAさんですが、夏の間に、急激にやせていきました。心配する家族との間で口論が絶えない様子です。

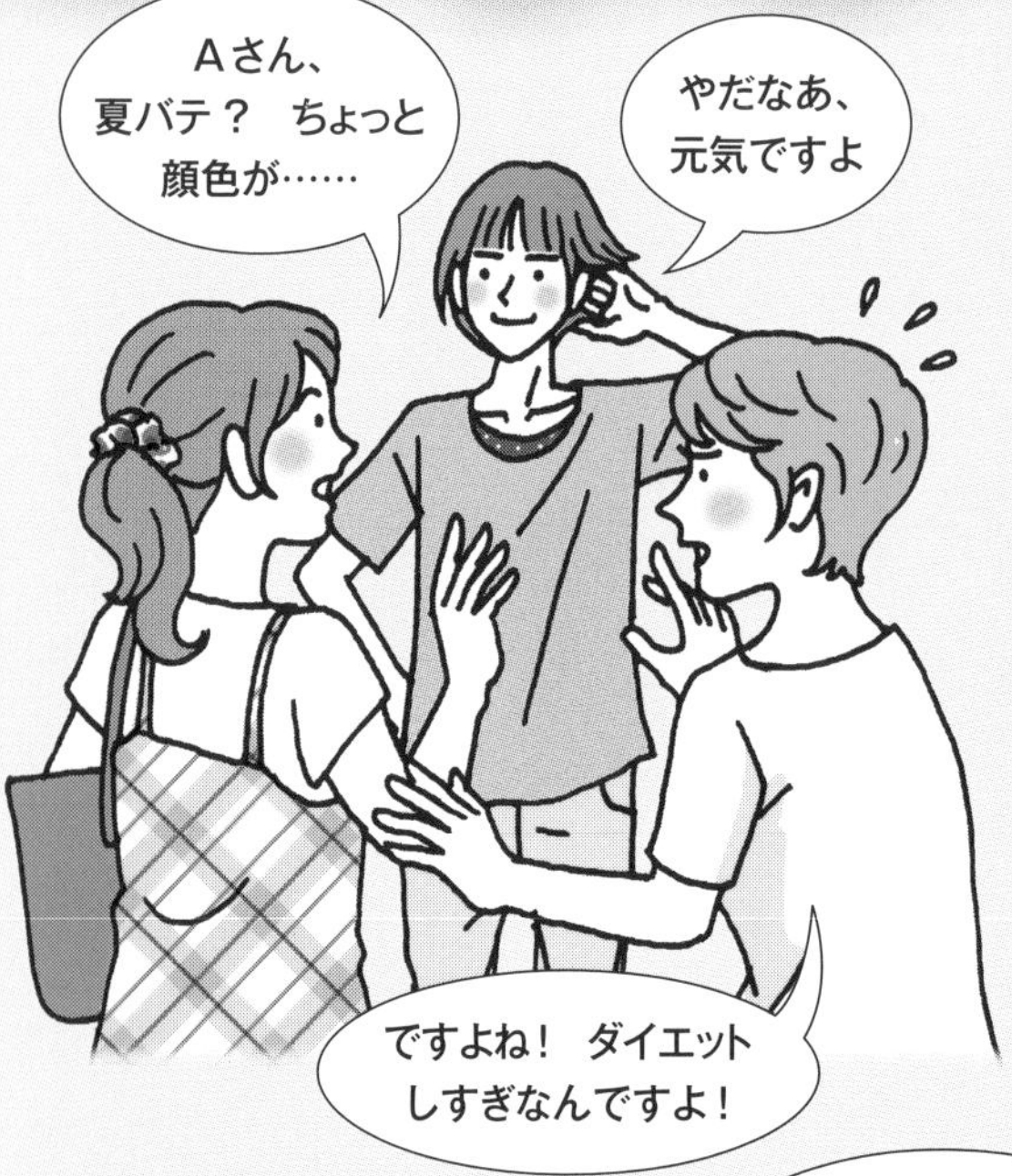
Aさん、夏バテ？　ちょっと顔色が……
やだなあ、元気ですよ
ですよね！　ダイエットしすぎなんですよ！

1

学校が夏休みの間、家庭教師も少しお休みに。3週間ぶりにAさんの家を訪れたBさんは、Aさんの姿をみてハッとしました。ひと月も経たぬうちに、Aさんは容貌が変わるほどやせていたのです。

先月の時点では「元気」と言っていたお母さんも、心配している様子です。

2

自分なりに充実した夏休みを送っていたAさん。「あれをした」「これをした」と話していますが、Bさんは戸惑いを隠せません。

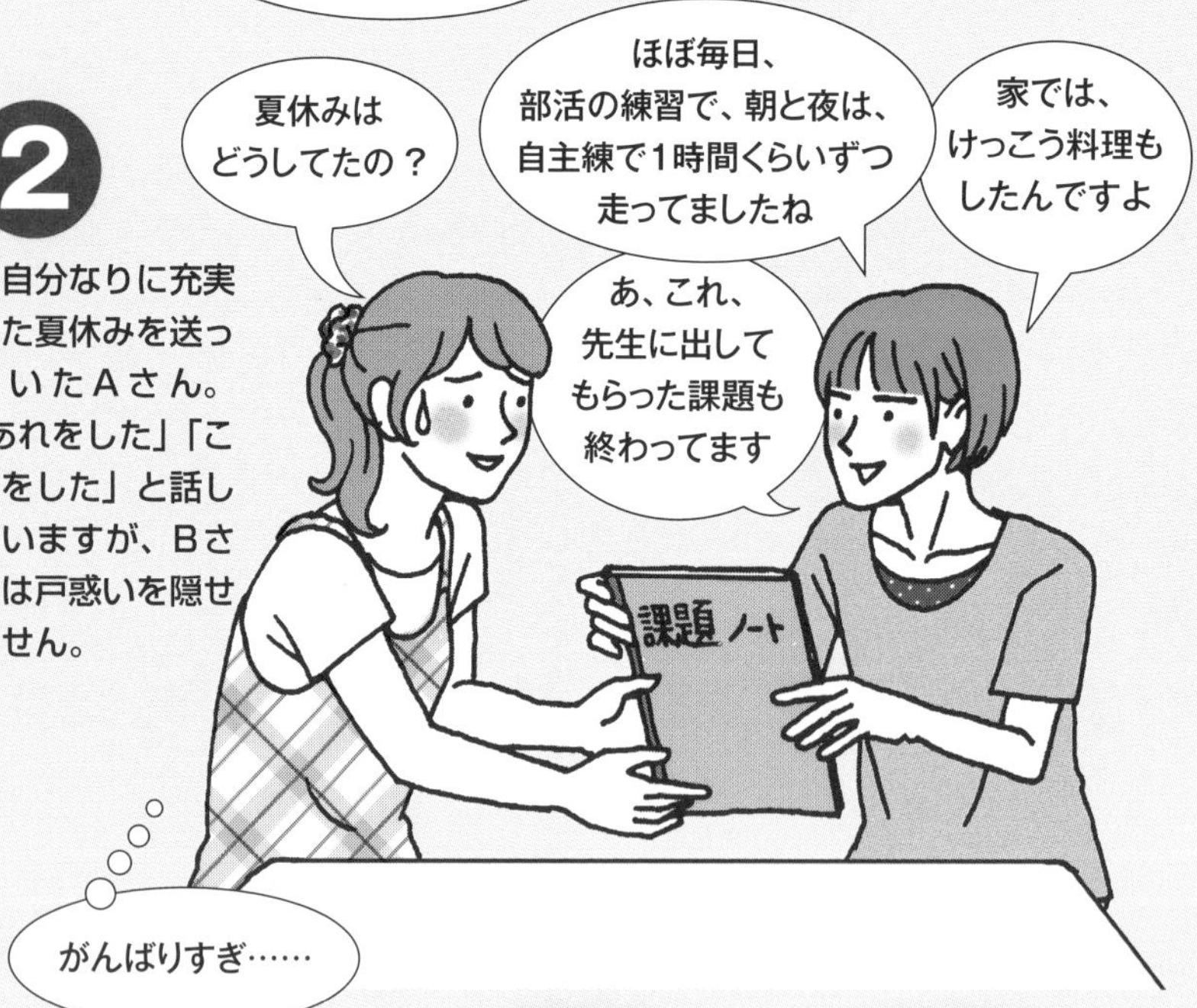
夏休みはどうしてたの？
ほぼ毎日、部活の練習で、朝と夜は、自主練で1時間くらいずつ走ってましたね
家では、けっこう料理もしたんですよ
あ、これ、先生に出してもらった課題も終わってます
課題ノート
がんばりすぎ……

3

休憩時間に、お母さんがお茶とお菓子をもってきてくれました。なんとかAさんにも食べさせたいようですが、Aさんは断固拒否。Bさんの前で言い争いになりました。

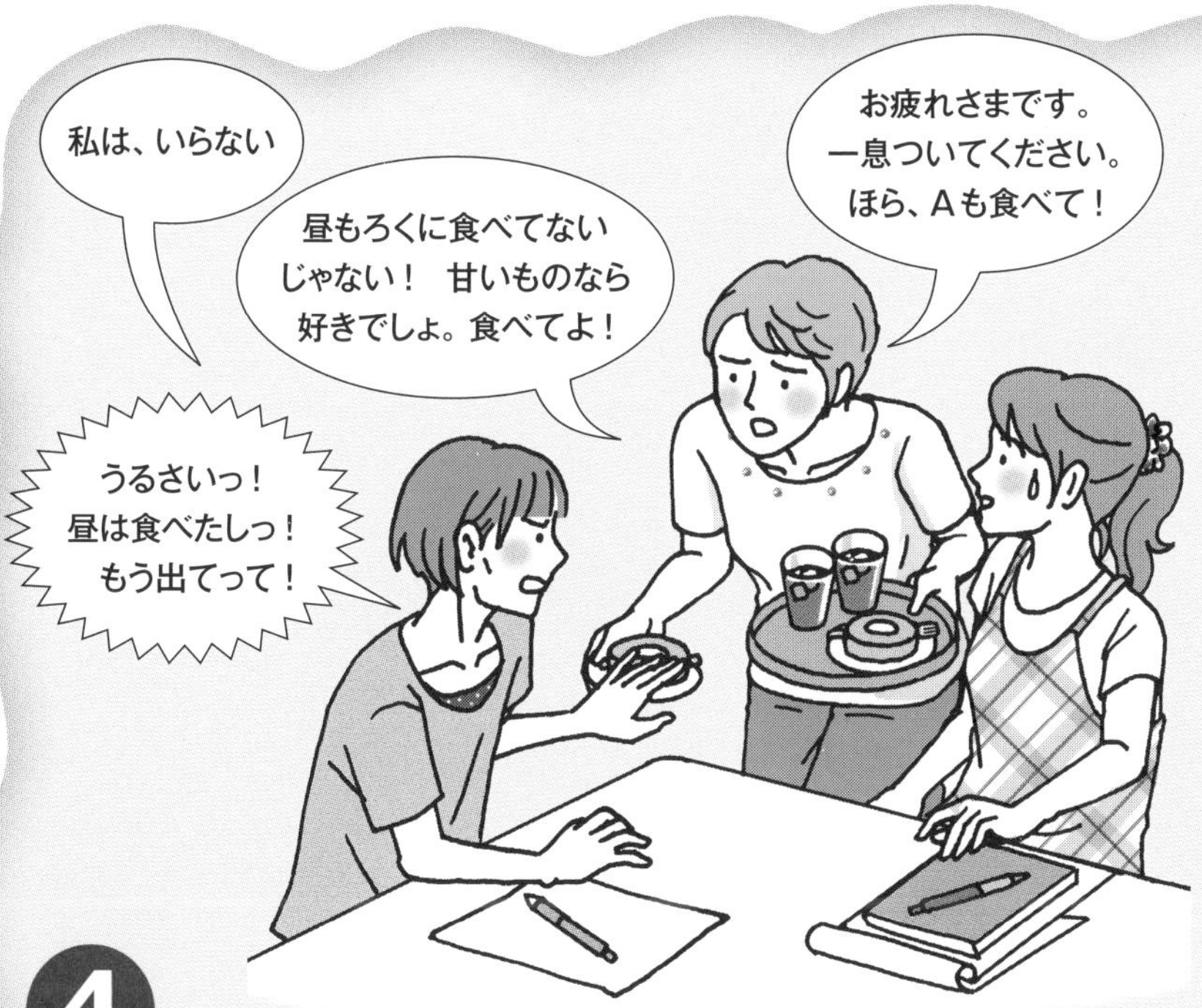
お疲れさまです。
一息ついてください。
ほら、Aも食べて！
昼もろくに食べてない
じゃない！　甘いものなら
好きでしょ。食べてよ！
私は、いらない
うるさいっ！
昼は食べたしっ！
もう出てって！

4

お母さんが部屋から出たあと、少し気まずい空気が流れていましたが、ぽつぽつと雑談するうちに打ち解けてきました。しかし、食事の話になったとたん、Aさんの機嫌は再び悪くなってしまったのです。

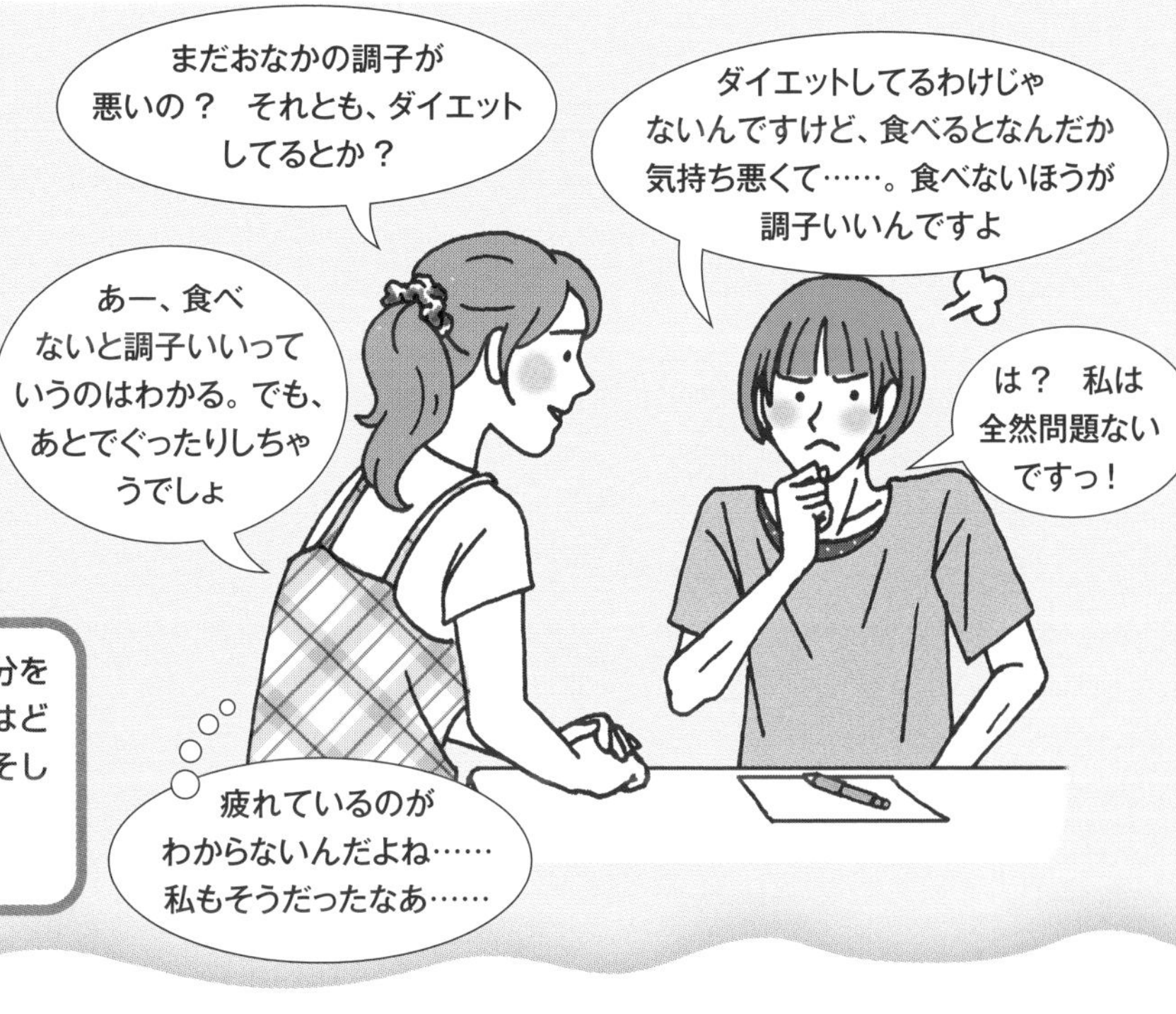
まだおなかの調子が
悪いの？　それとも、ダイエット
してるとか？
ダイエットしてるわけじゃ
ないんですけど、食べるとなんだか
気持ち悪くて……。食べないほうが
調子いいんですよ
あー、食べ
ないと調子いいって
いうのはわかる。でも、
あとでぐったりしちゃ
うでしょ
は？　私は
全然問題ない
ですっ！
疲れているのが
わからないんだよね……
私もそうだったなあ……

Aさんの様子に昔の自分を重ねるBさん。Aさんはどうなるのでしょう？　そしてBさんの過去とは!?
→続きはP42-43

やせにつながる行動がやめられない

ダイエットしようとするとき、食事を制限したり運動量を増やしたりするのは普通のことですが、神経性やせ症の場合、まわりの人が「おかしい」と感じるほど過剰な努力が続きます。

食べ方に現れるやせるための行動

極端なカロリー制限を続けるので、体脂肪だけでなく筋肉もエネルギーをつくるために壊され、やせ衰えていきます。

食べる量を極端に減らす

ごはんやおかずは自分でほんの少しだけ盛る、自分の分を家族に食べさせる、家族が用意した弁当を食べずに捨てるなど、食べる量が少なくなる

調理方法などにうるさくなる

「カロリーが高い」「(ごはんが進む) 濃い味はいや。無塩がいい」などと言い、自分で作るようになることも

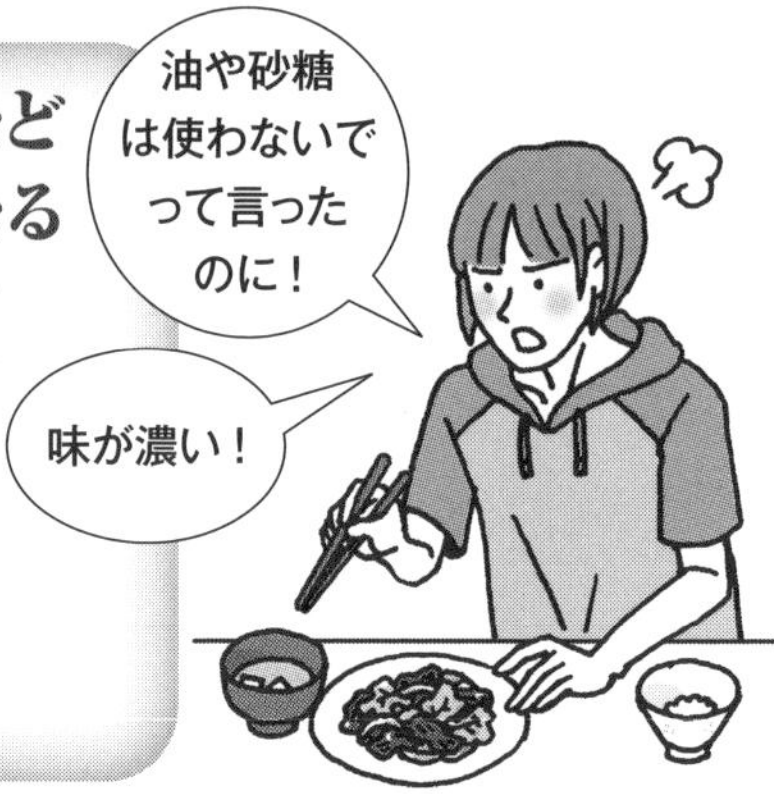
油や砂糖は使わないでって言ったのに！
味が濃い！

家族の食事を監視する

家族、とくにきょうだいや母親がとる食事の量などを監視して、自分はそれより少なく食べようとする

食事に時間がかかる

食品を削るようにして食べたり、噛むだけで飲み込まず吐き出したり (チューイング)、揚げものの衣をはがして洗って食べたりする

食べるものがかたよる

ごはんやパンなどの主食や肉、揚げもの、菓子などを徹底的に避け、低カロリー食品 (野菜、海草、こんにゃくなど) ばかりとる

外食のメニューを選べなくなる

カロリーがわからないとなにを選べばよいかわからない。カロリーが低くておいしいメニューを探すがなかなかない。会食のあるイベントを避けるようになる

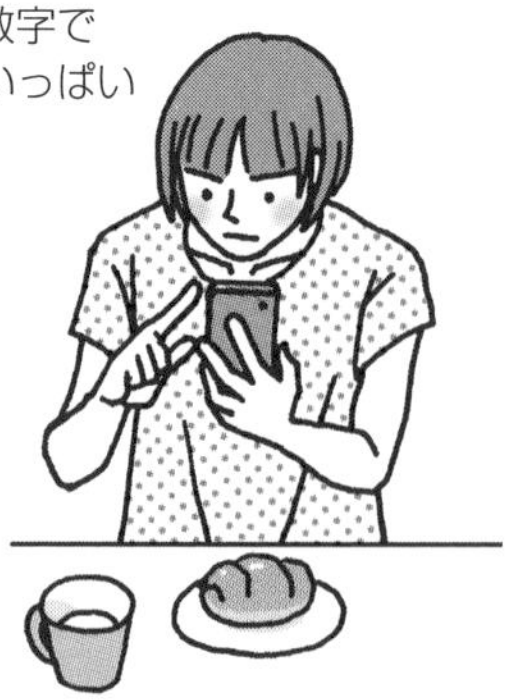
頭の中は、数字でいっぱい

すべてカロリー計算しないと食べられない

食べようとしているもののカロリーがどれくらいか、目標の範囲内におさめるにはどれくらい食べられるかなど、つねに計算している

過剰なまでに活動的になる

やせ細っていても、とても活発です。太る恐怖から逃れるため、食べて得た以上のエネルギーを使おうとします。

じっとしていられない

走りに行ったり、長い散歩をしたりするのが習慣に。少しでも時間があると、エアロビや筋トレ、縄とびをし始めたりもする

移動時も運動量を増やす工夫が続く

学校や駅まで走る、エレベーター・エスカレーターを使わない、乗りものは座席が空いていても座らず立っているなど、つねに運動量を増やそうとする

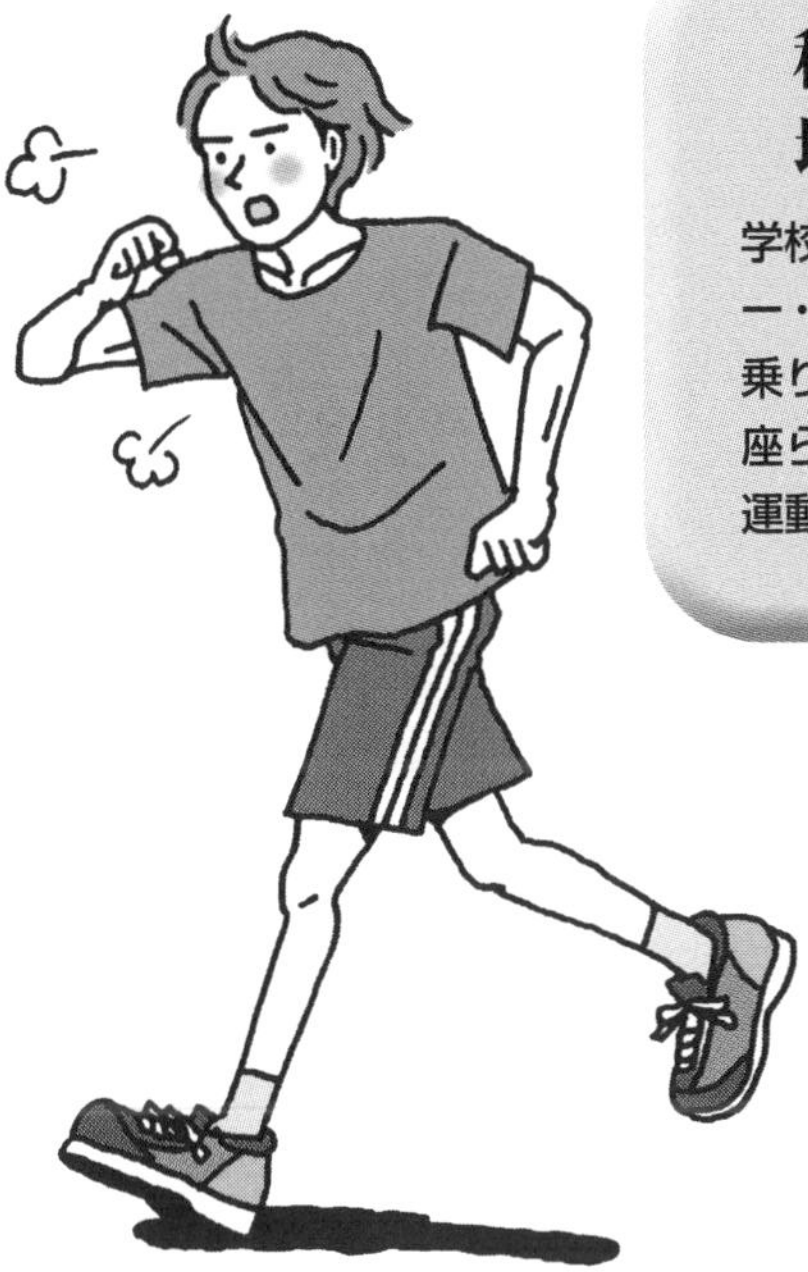

睡眠時間が短い

神経性やせ症は不眠を伴うことも多いが、睡眠時間を削って勉強したりしていることも

長風呂になる

入浴に時間をかけることで、消費するエネルギーを増やそうとすることも

極端な行動がやめられない

やせ続けるうちにわいてくる、体重が増えることに対する強い不安や恐怖は肥満恐怖といわれます。神経性やせ症でみられる症状のひとつです。

肥満恐怖は、やせにつながる行動を強めます。極端なカロリー制限をしながら、毎日予定を詰め込んで動き回り、少しでも時間があると筋トレをするなど、過剰なまでに活動的です。カロリー計算や運動などにのめりこんでいれば、肥満恐怖から逃れることができるからです。

部活動などの練習も人一倍熱心に取り組みますが、食べずに運動し続けても思うような成果は上がりません。エネルギーをつくりだすために筋肉は壊され、体の動きは悪くなっていきます。それを「練習が足りない」と思い、ますます練習量を増やそうとすることもあります。

本人の変化②

どんどん強まる食べることへの執着

肥満恐怖から逃れるために極端なカロリー制限と過剰な運動をくり返していると、体は飢餓の状態に陥ります。やせればやせるほど増える困った行動や、心理面の異常の多くは、飢餓がもたらす症状です。

頭のなかは食べもののことでいっぱい

慢性的な栄養不足に陥った状態が「飢餓」です。体重の減少が続くと、飢餓による変化が生じます。食への執着もそのひとつ。やせたいのでカロリー制限をしていますが、興味も行動も食に関することばかりになります。

料理番組や料理雑誌、料理サイトなど、料理に関する情報を求め続ける

スーパーや、デパート地下の食品売り場めぐりを年中している

有名で高価な食品や特定の食品にこだわり、購入をせがむ

自分で調理したり、お菓子をつくったりするが、自分ではろくに食べない

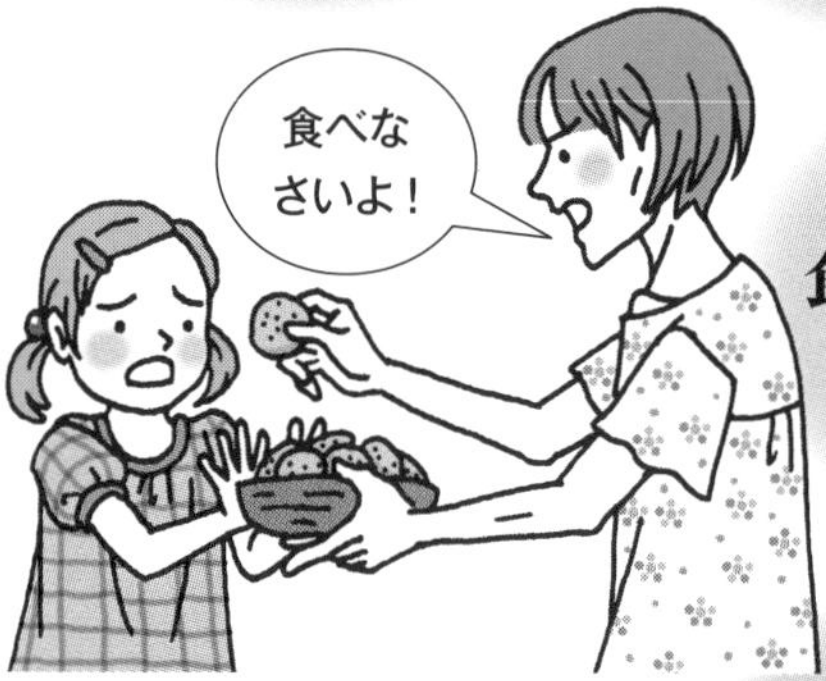

家族に食べることを強要する

自分が食べられないかわりに、人に食べさせて満足感を得たくなる。母親や年下のきょうだいなどが対象になりやすい

料理にかかわる仕事につきたいと願う

お茶やコーヒーを大量に飲む

一口ごとにレンジで熱したり、香辛料を大量にかけたりする

熱い、あるいはまずい味にすると一口食べる時間が長くなり、食べものに長く触れていられる

むちゃ食い（過食）をしたい衝動に駆られる

実際に過食や、盗み食いをして、その「失敗」を取り返すために、嘔吐を試みるようになったりすることもある（→P62）

大量の食品を隠しもつ

飢餓症候群から起こる心理的な問題

飢餓は脳の働きにも影響します。周囲の人は「性格が変わってしまった」などと困惑しますが、飢餓が続けば、だれにでも起こりうる変化です。

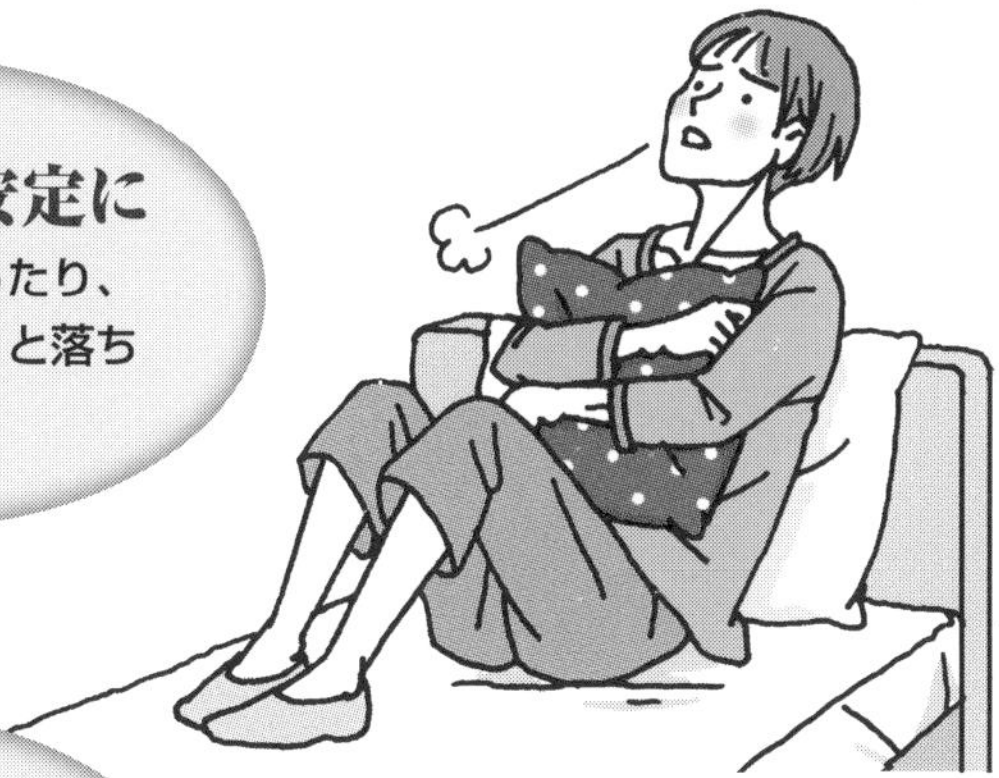

集中力、思考力、判断力の低下

やせが進むと、脳の働きも低下しやすくなる

気分が不安定に

不安が強くなったり、イライラしたりと落ち着かない

悲観的になり、自己評価が下がる

ものごとの一面しか見えず、悲観的になる。自分の評価が下がり、それを挽回するために、さらにやせていたくなる

抑うつ、無気力に

なにも楽しく感じられなくなり、人に会うのがおっくうに。引きこもりにつながることも

強迫性が増す

真面目さに拍車がかかり、食べものの制限はより厳格になる。運動なども決めたとおりにこなそうとする

不眠の悩み

なかなか眠れなくなりやすい

飢餓がもたらすおかしな行動

神経性やせ症でみられる、まわりの人が「おかしい」と感じるような行動や考え方の多くは、極端な栄養不足がまねくもの。もともと健康な人をわざと飢餓の状態にした実験でも、同じような症状が現れることがわかっており、「飢餓症候群」ととらえられます。

本人は「おなかがすかない」「食べると気持ち悪くなる」などと言います。太りたくないので弱音を吐けないということもありますが、栄養不足の状態で脳の機能が低下し、空腹や疲れが認識できない、空腹感はあっても食欲に結びつかないということもあります。消化機能が低下し、食べるともたれやすいのも事実です。

飢餓の反動で、衝動的にむちゃ食いすることもあります。それをきっかけに食べられるようになり、回復につながる場合もありますが、過食・排出型に移行し、やせが続くこともあります。

本人と家族の変化

家族の関係が悪化、険悪なムードに

やせ続け、そのままやせから抜け出ることができない時期、家族の関係は険悪になりやすいものです。家族の「治したい」という気持ちは、本人にはなかなか伝わりません。

本人が家族にしやすいこと

やせから抜け出せないでいる間、本人は家族にやり場のない思いを向けることも少なくありません。

責める

「家族のせいで私はこうなった」「ちっともわかってくれない！」などと、不満をぶつけることが多くなります。

反発する

親が「こうしなさい」と言えば言うほど、反発が強くなるのもよくあることです。

敵視する

肥満恐怖でいっぱいの本人にとって、「食べろ」と言う人は「敵」にしかみえません。

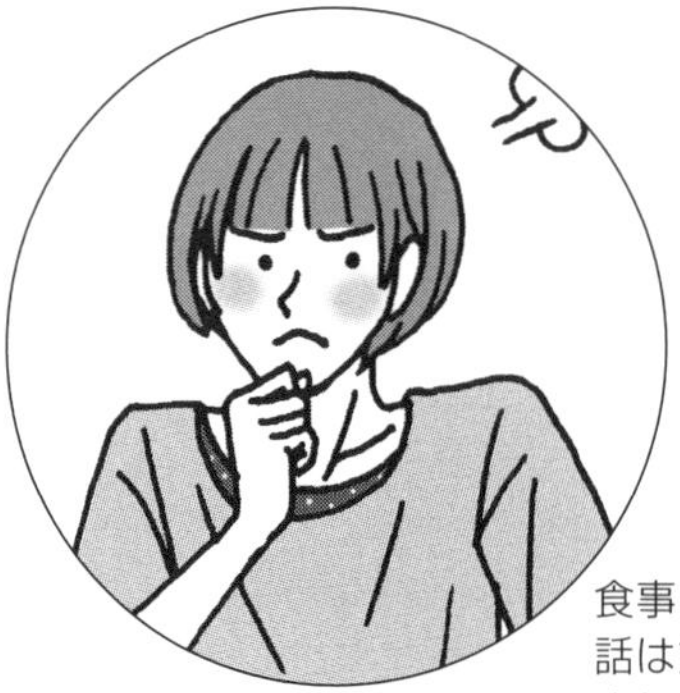

食事と体重の話は対立が深まりやすい

やたらに甘えるようになることも

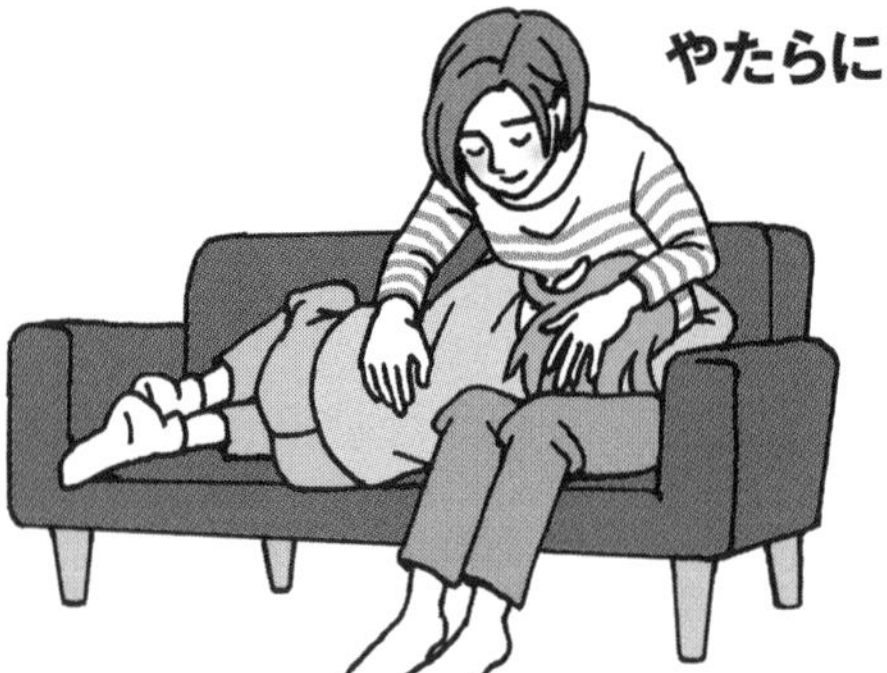

対立とは逆に、家族から離れたがらなくなることもあります。小さな子どもに返ったように、いっしょにいないと不安がり、添い寝をしてほしい、頭をなでてほしい、抱っこしてほしいなどと要求してくることもあります。

家族のなかで起こりやすいこと

以前とは異なる本人の言動に困惑・混乱し、家族はなんとか修正をはかろうとするでしょう。しかし、なかなかうまくいかないもの。家族の悩みは深まります（→第5章）。

きょうだいへの影響

神経性やせ症の子どもに親の関心が集中し、ほかのきょうだいは放っておかれているような気持ちになっている場合もあります（→P40）。また、本人から食べることを強要されるなど、いやな思いをしていることもあります。

「犯人」探し

いくら説得しようとしてもやせたままの本人を前に、家族は「なにが悪かったのか」と考えずにはいられません。家族のなかで原因探し、このような事態をまねいた「犯人」探しが始まりやすくなります。自分を責め、自信をなくす人も少なくありません。

本人との言い争い

家族が食べさせようと躍起になるほど、本人の態度はかたくなになり、言い争いが増えます。対応に工夫が必要です。

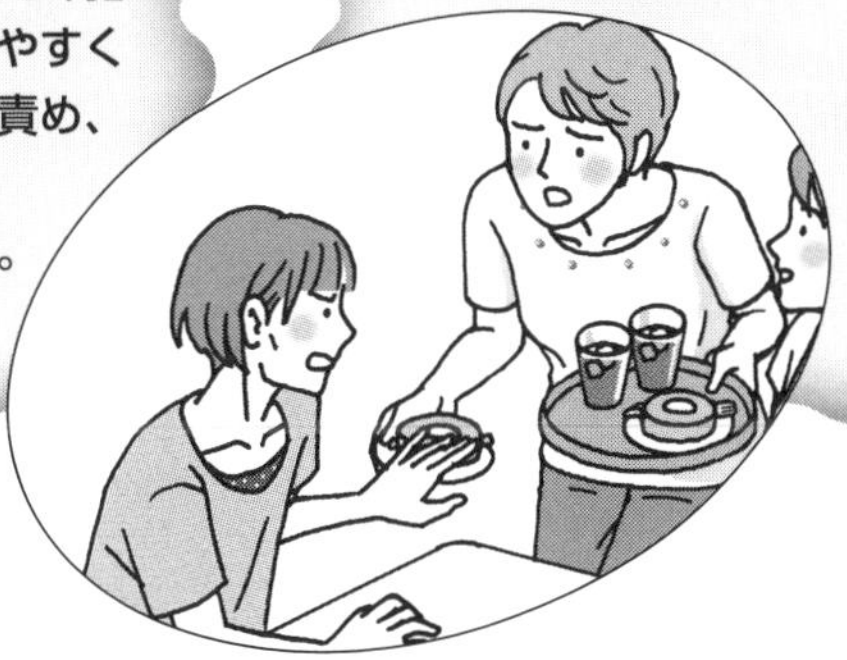

食事・体重・体型をめぐる不毛な言い争いは「摂食障害（ED）トーク」と呼ばれる。避けたほうがよい（→P92）

説得しようとするほど対立は激しくなる

家族にとって本人の変化は受け入れがたいものでしょう。多くの家族は、なんとしてでも食べさせよう、おかしな行動をやめさせようとします。しかし、周囲の説得は、対立をまねくだけに終わることが大半です。

「真面目ないい子だったのに」と嘆く声も聞かれますが、本人にしてみれば、大人の言うとおりにがんばってきたのにうまくいかず、ストレスでいっぱいの状態になっていたわけです。やせることでなんとかもちこたえているのに、それをダメと言われても納得がいかないのかもしれません。

「こうなったのは親のせい」などと、本人が家族を批判し始めることもあります。八つ当たりのようなものですが、対立は激化することも。それが本人のストレスを増やし、回復の妨げになるおそれもあります。

心身に起こること①

やせを進める「飢餓」と「肥満恐怖」の悪循環

やせればやせるほど、やせていたくなるのが神経性やせ症です。ひとたび「やせの悪循環」に陥ると、そこから抜け出すのは容易ではありません。

やせていなければ不安でたまらない

　やせていれば肥満恐怖から逃れることはできても、極度にやせているかぎり飢餓の状態は続き、さまざまな問題が上積みされていきます。ここで「困るとやせたくなる」法則（→P16）が発動される結果、飢餓と肥満恐怖の間で悪循環が生じ、やせた状態から抜け出せなくなっていきます。

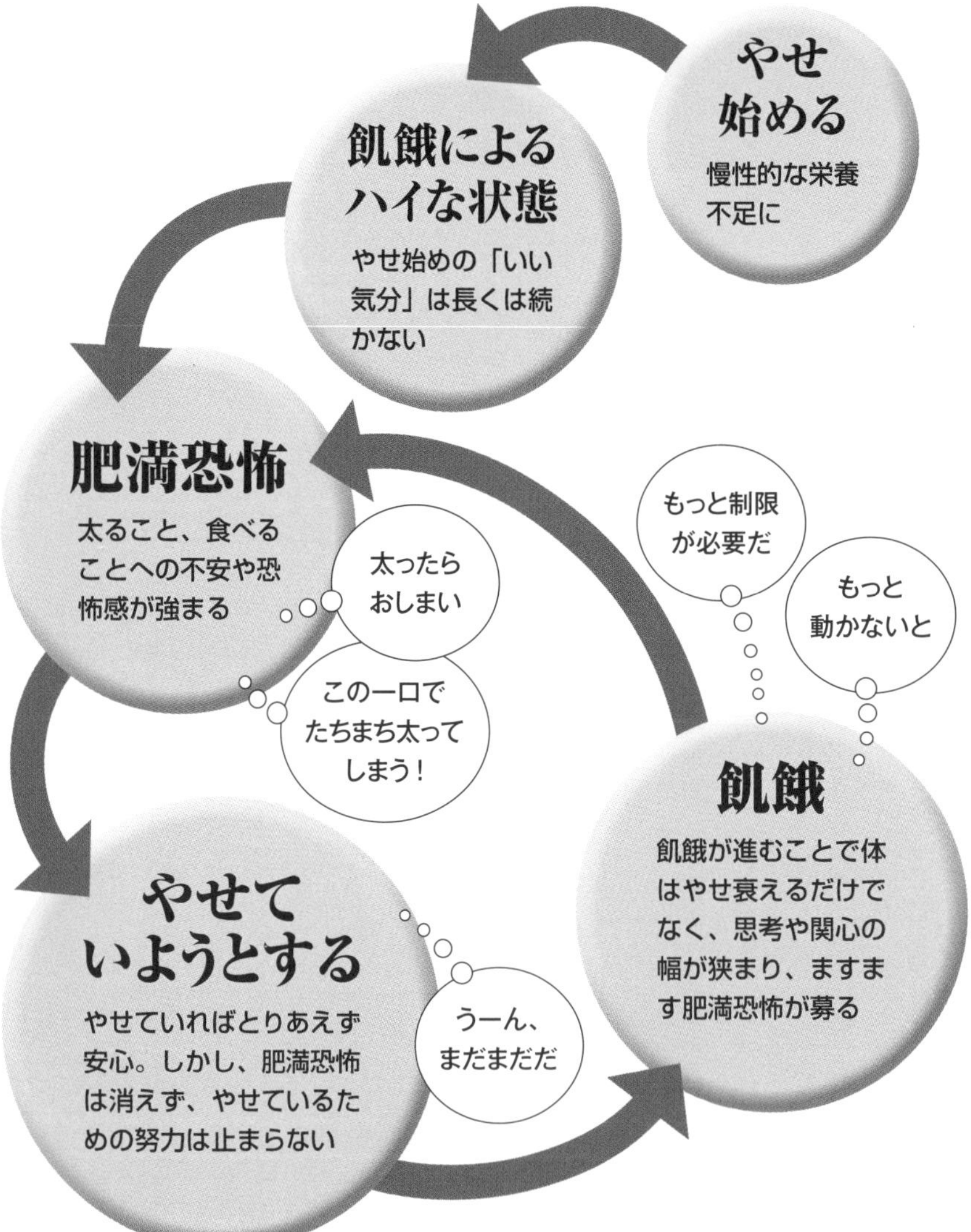
やせ始める
慢性的な栄養不足に
飢餓によるハイな状態
やせ始めの「いい気分」は長くは続かない
肥満恐怖
太ること、食べることへの不安や恐怖感が強まる
太ったらおしまい
この一口でたちまち太ってしまう！
やせていようとする
やせていればとりあえず安心。しかし、肥満恐怖は消えず、やせているための努力は止まらない
うーん、まだまだだ
飢餓
飢餓が進むことで体はやせ衰えるだけでなく、思考や関心の幅が狭まり、ますます肥満恐怖が募る
もっと制限が必要だ
もっと動かないと

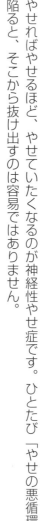

やせてもやせても満足できない

いくらやせても「まだ太い」と感じるのには、本人なりの理由があります。

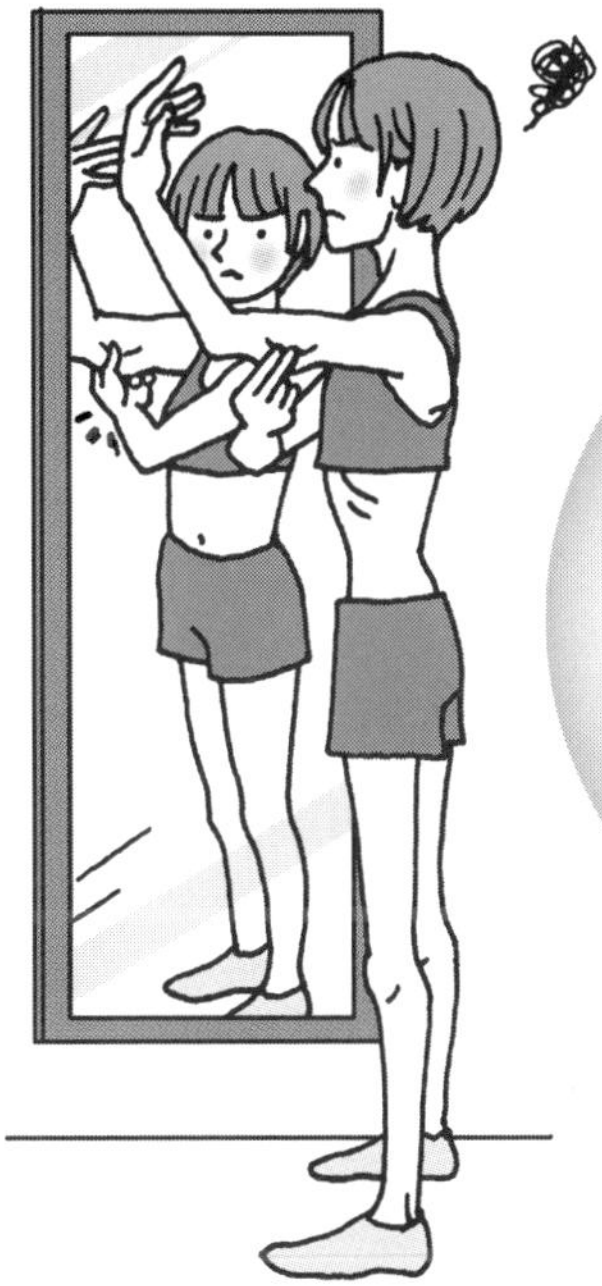

体の一部だけにしか目が向かず、「こんなにブヨブヨしている」などと、やせ足りなさを感じていることも

自分の姿だけは太って見える

神経性やせ症の人は、鏡や写真のなかの自分の姿が、実際よりずっと太って見えていることが、脳科学の研究で明らかにされています。病気の間だけ、自分の大きさを正しく認知できなくなるようです。

むくみや体型の変化を「太った」と誤解している

飢餓が進み、血中のたんぱく質が少なくなると、水分が血管からしみだしてむくみを生じさせることがあります。

また、おなかの筋肉が弱ると胃や腸などの内臓が垂れ下がり、下腹部に落ち込みます。おなかが出ているようにみえたり、少し食べただけでおなかがふくらんだりするので、「まだ太い」「食べすぎて太った」と思いやすいのです。

やせることの安心感は疑似的なもの

神経性やせ症は「拒食症」といわれますが、拒否しているのは「食べること」ではなく、「体重増加＝現実」です。肥満恐怖は、「現実に戻る怖さ」ともいえます。やせは現実のうまくいかなさ、生きづらさを感じにくくしてくれます。だから、やせていたいのです。

一方で、やせているために栄養不足の状態が続くかぎり、飢餓は解消されません。やせていないときでもうまくいかなかった現実の問題を、飢餓の状態で解決できるはずもなく、すべてを覆い隠してくれる「やせ」への執着は強まっていくのです。

心身に起こること②

本人は訴えなくても体は悲鳴を上げている

やせすぎは、体のさまざまな不調をまねくもとになります。しかし、本人が自分から「つらい」と言い出すことはまれです。

栄養不足はさまざまな悪影響をもたらす

栄養不足の状態が続くと、体は省エネモードになっていきます。血圧が低くなり、心拍数も減ります（徐脈）。血液のめぐりが悪くなり、冷えが強くなったりもします。食べる量が少ないうえ内臓の働きも悪くなるので便秘がひどくなります。食べる量が増えても吐くなどしてやせたままなら、栄養不足の状態が続きます。

ほかにも、さまざまな悪影響が生じますが、本人は「どこも悪くない」と言うことが多いでしょう。省エネモードの状態に慣れ、つらさを感じにくくなっていることもありますし、弱音を吐いて「治される」のも怖いのです。

影響の残り方

やせすぎがまねく身体的な症状の多くは、体重が増えれば解消します。しかし、なかには先々にまで影響が残る問題もあります。

低身長

身長が伸びる時期に神経性やせ症になると、本来もっと伸びたはずの身長が低いままになることも。一定以上の身長を求められる職種もあり、進路に影響するおそれがあります。

骨粗しょう症

骨のカルシウム量（骨量）が減ると、骨はもろく折れやすくなります（骨粗しょう症）。骨量は思春期に増え、20歳頃最大となり、加齢とともに減っていきます。思春期にやせが進むと骨量は増えずむしろ減るため、将来、骨粗しょう症になるリスクが高まります。

歯の喪失

食後に嘔吐し、やせた状態を維持しようとしている場合、胃液の酸で歯が溶け、歯を失うことも（→P73）。

無月経

女性ホルモンの不足で起こる症状です。標準体重の85%以上にまで体重が戻らないと、初経や月経の自然な再来は期待できません。

月経を起こすホルモン治療も可能ですが、極度にやせた状態のまま受けると貧血がひどくなってしまうので、体重をある程度戻すことが先決です。

やせが及ぼす体への影響

やせればやせるほど、体には不快な変化が生じやすくなります。

全身
むくみ、低体温、寒がりになる、体温が低くなる（36℃以下）。汗をかけず熱中症になることも

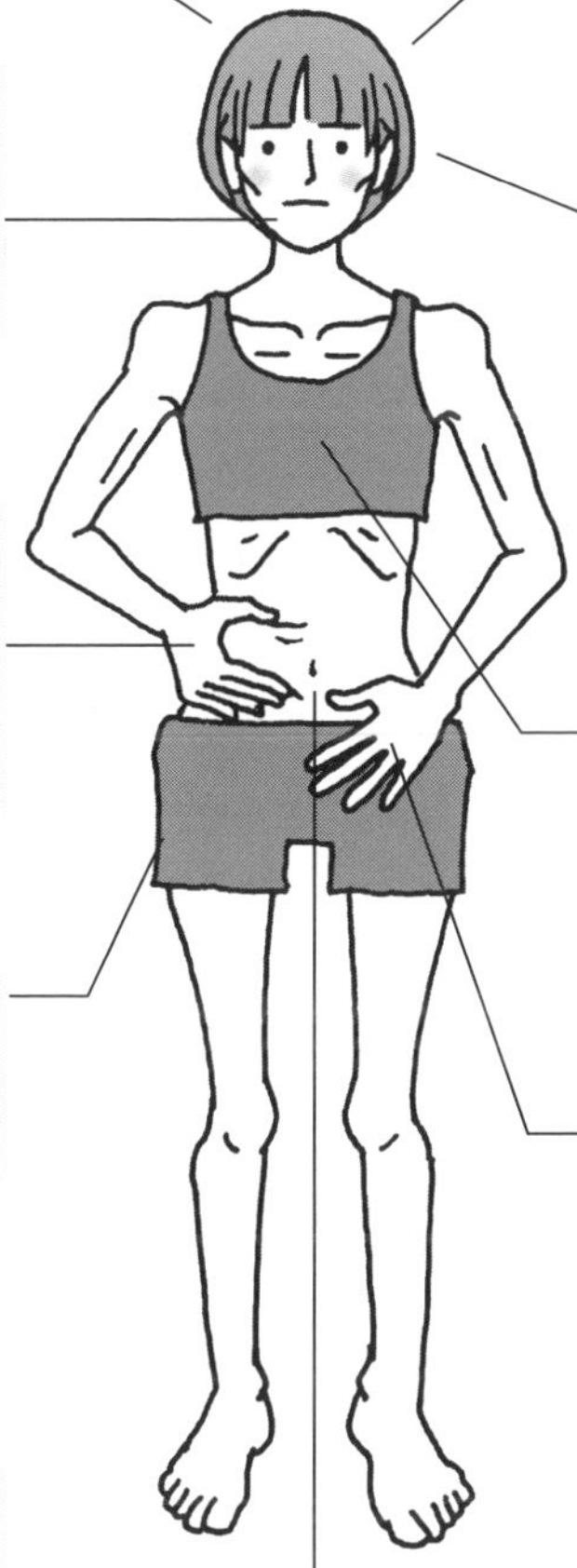

毛髪
乾燥してパサパサに。抜け毛が増える。背中や腕が毛深くなる

口のなか
味覚の変化、嘔吐を伴う場合は虫歯や歯肉炎、唾液腺の腫れなど（→P73）

皮膚
乾燥してカサカサになったり、色素沈着が起こりやすくなって顔や手のひら、足の裏が黄色くなったりする（カロチン沈着）

排泄
ひどい便秘になる、痔になる、尿漏れ、頻尿など

その他
筋肉痛、関節痛、褥瘡、背骨のゆがみや、手足のしびれ、麻痺が起こることも

脳
脳機能の変化（→P33)、萎縮がみられたり、意識を失ったり、けいれんを起こしたりすることも

目や耳
目が疲れたり、暗いところで見えにくくなったりする。自分の声が響いて聞こえる（耳管の障害）

心臓
低血圧や心拍数の減少のほか、心臓と心臓を包む膜の間に水がたまり、胸が苦しくなることも

手指
冷えが強く、しもやけになりやすい。嘔吐がみられる場合には、指や手の甲に「吐きだこ」がみられることも（→P73)

腹部
おなかが張る、食べると気持ち悪くなる、下腹部がせり出す

血液検査で異常がみられることも（→P47)

COLUMN

きょうだいへの影響を減らすには

がまんを強いることのないように配慮する

きょうだいがいる場合、摂食障害を発症した本人だけでなく、ほかのきょうだいにもさまざまな影響が及びやすくなります。

症状のあるきょうだいに「これを食べろ」などと強要され、辟易していることもあります。食事や体重をめぐる親との言い争いを目の当たりにし、おびえることもあるでしょう。また、親の関心や時間は、症状のあるきょうだいに集中しやすくなりがちです。健康なきょうだいのストレスは大きく、新たに摂食障害を発症することもあります。

こうした事態を防ぐには、健康なきょうだいにがまんを強いることがないよう、日頃から気を配っていくことが大切です。

また、摂食障害についての知識が、きょうだいの状態への理解につながります。どのような病気なのかも伝えていけるとよいでしょう。

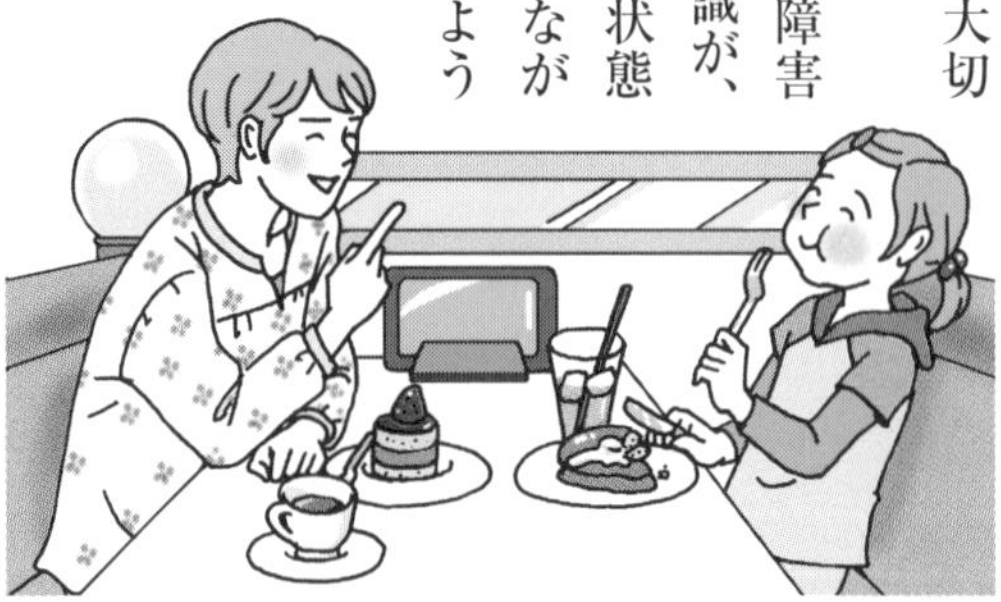

食事の時間をずらす

摂食障害のあるきょうだいと、いっしょに食事をとらないですむよう工夫する

1対1で過ごす時間をつくる

父親や母親などが分担し、症状のない子どもと1対1で過ごす時間をとるようにする

その子自身の希望を優先させる

「きょうだいが病気だから」という理由で、症状のない子どものしたいことをあきらめさせない

第3章

やせすぎからの回復をはかる

「食べれば治る」などと考えている人もいるかもしれませんが、
「食べられない」のが神経性やせ症（拒食症）です。
本人が安心して食べられるようになるまでには、
周囲の支えが必要です。

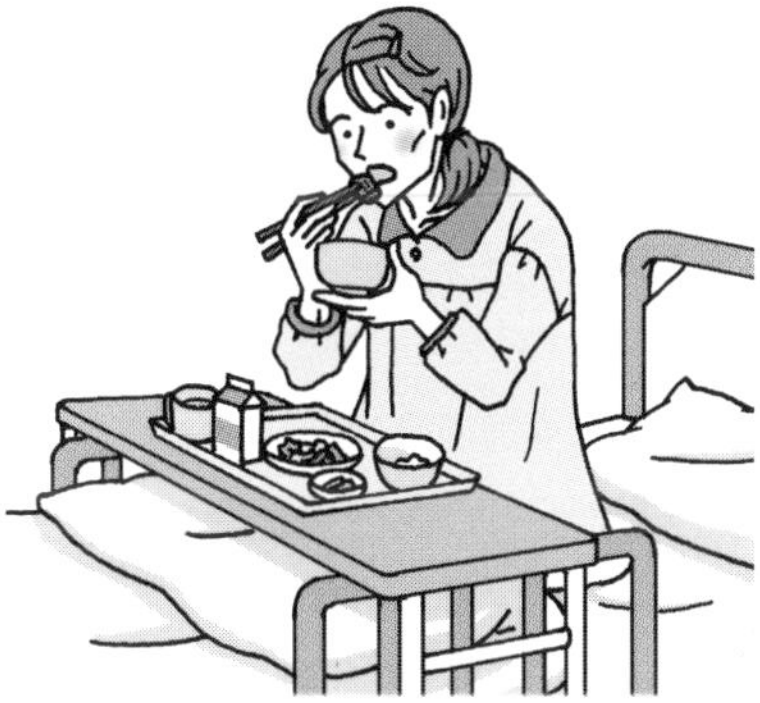

ストーリー③

「このままの私」でいてはいけないの？

体重の低下が止まらないAさん。学校の先生や親から受診をすすめられています。「病人」としてみられることに、Aさんは不満を感じているようです。

1

新学期が始まりました。夏休み前より10kg以上体重が減ったAさんに、声をかけてくるクラスメートもいます。バカにしたような口ぶりの人もいて、あまりいい気持ちはしないAさんです。

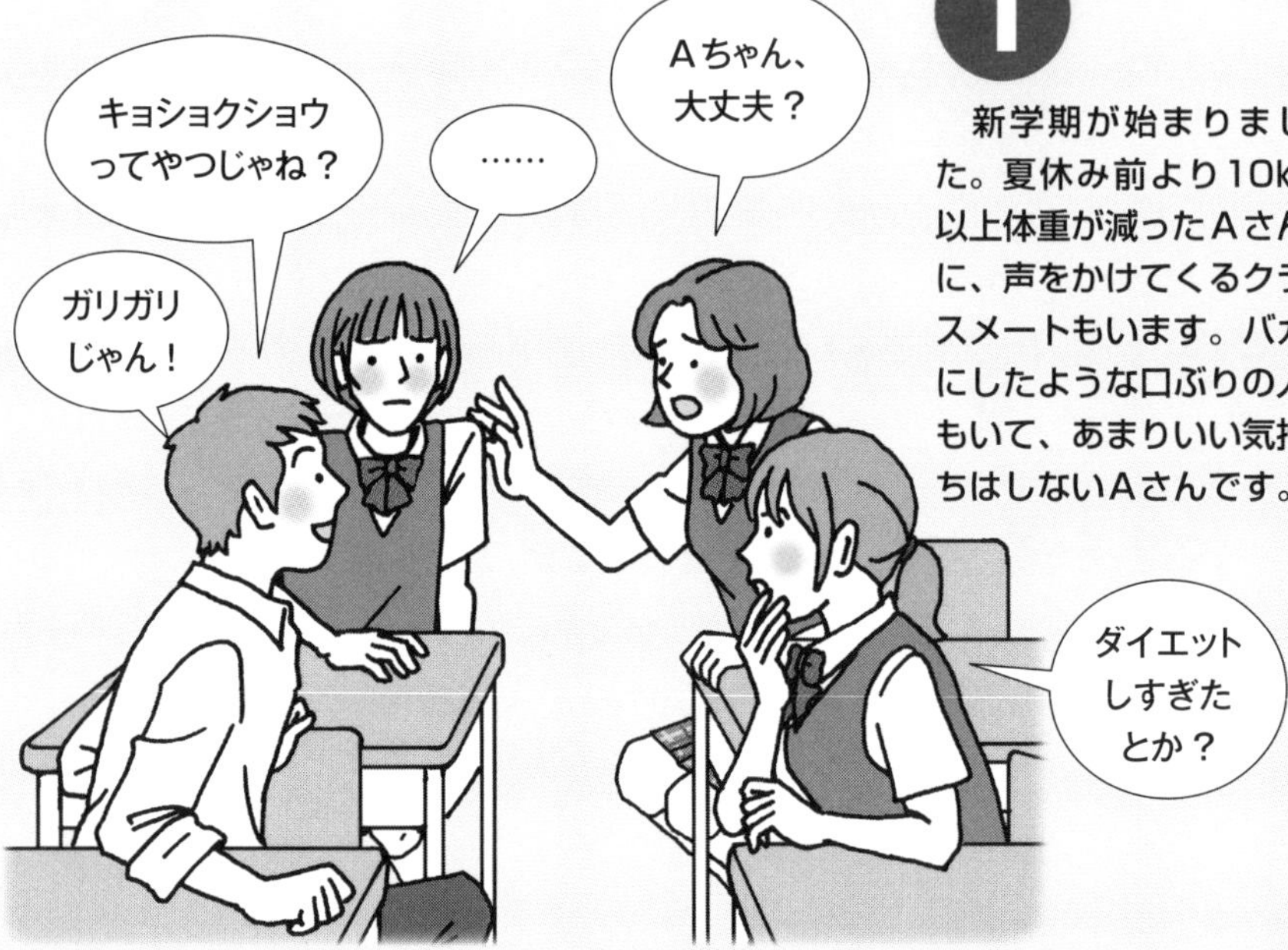

Aちゃん、大丈夫？
……
キョショクショウってやつじゃね？
ガリガリじゃん！
ダイエットしすぎたとか？

2

学期ごとの身体計測のあと、Aさんは養護教諭から保健室に呼び出されました。「体重が減りすぎているので受診したほうがよい」と言われたのです。

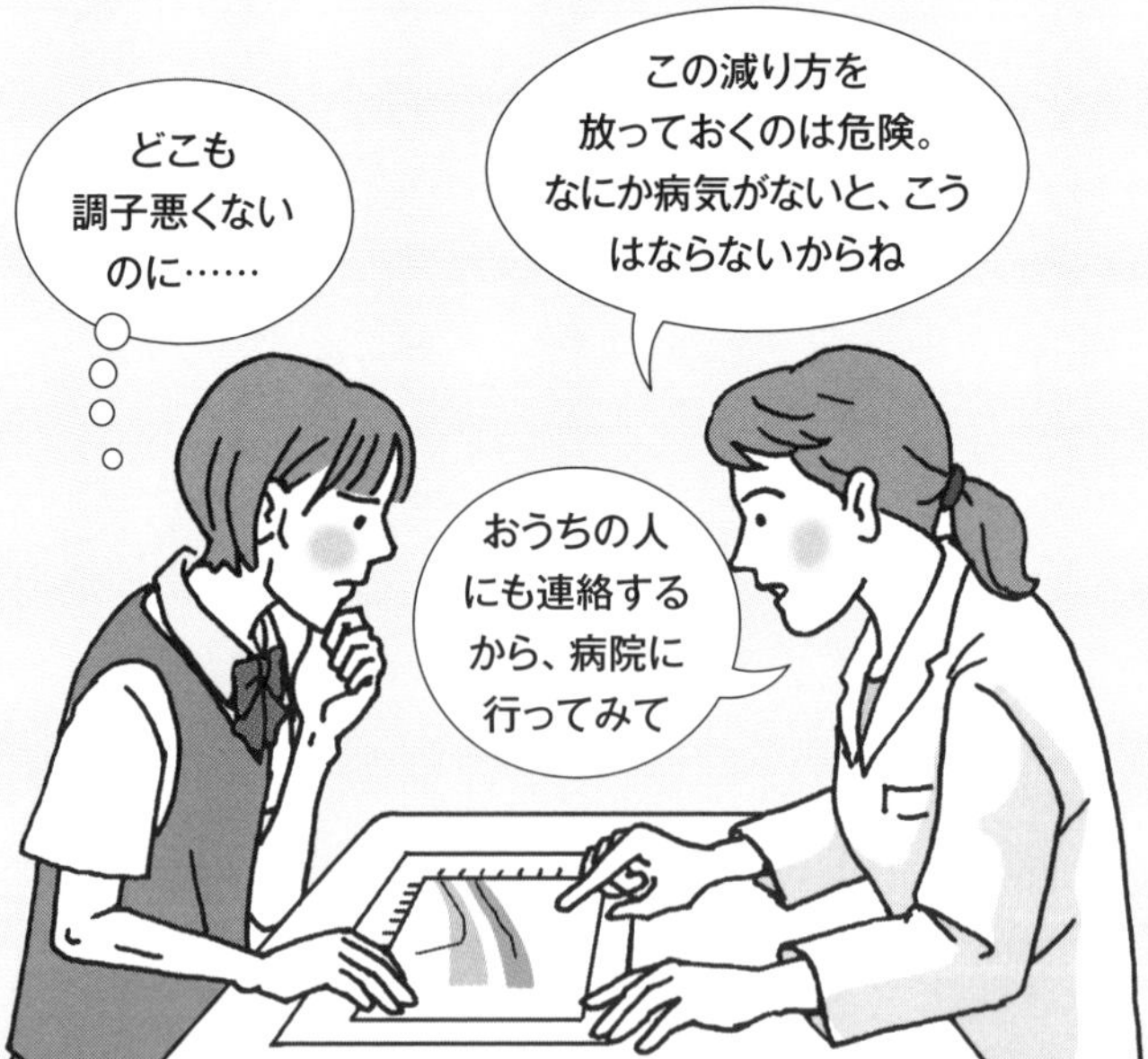

この減り方を放っておくのは危険。なにか病気がないと、こうはならないからね
どこも調子悪くないのに……
おうちの人にも連絡するから、病院に行ってみて

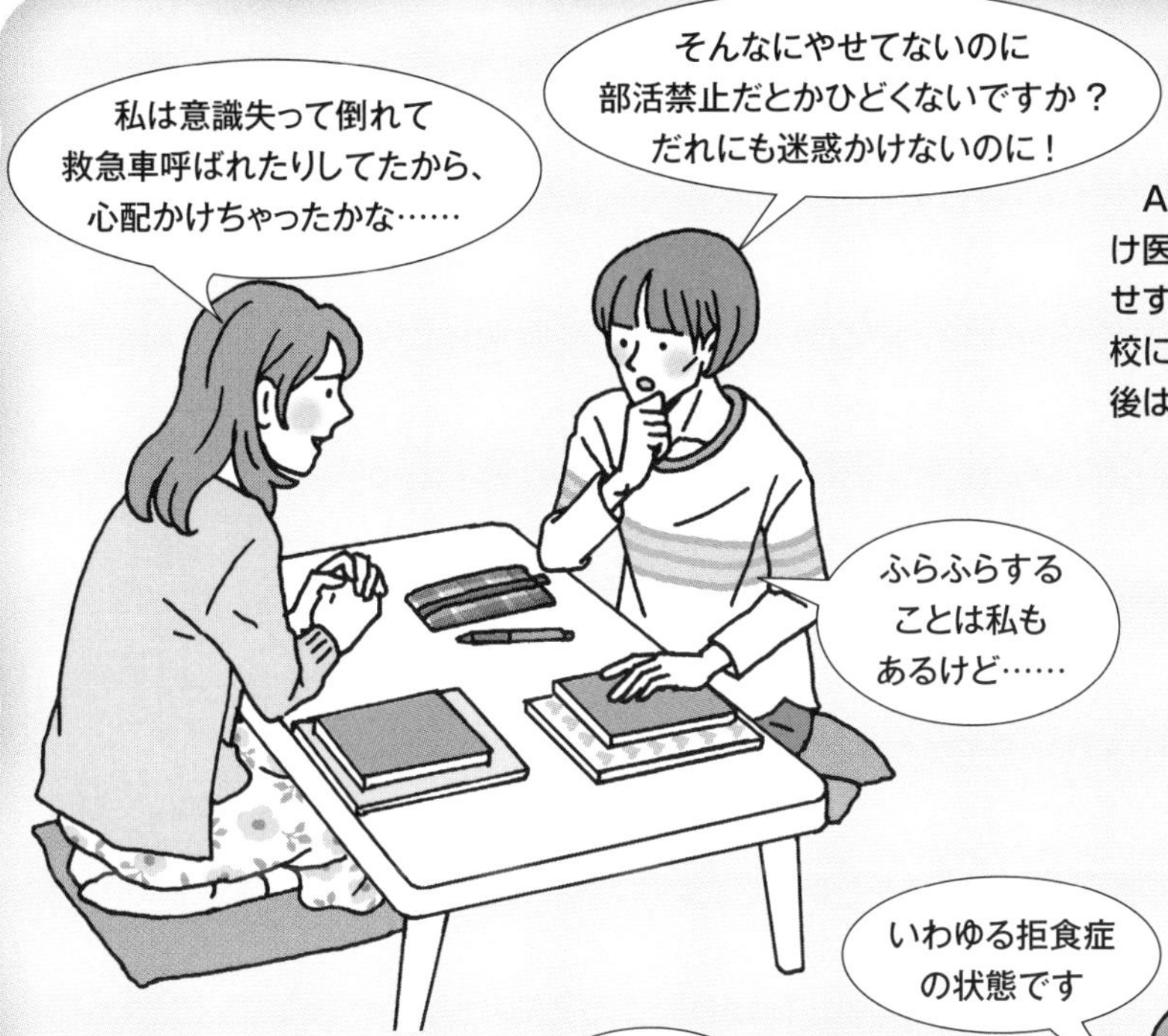
私は意識失って倒れて
救急車呼ばれたりしてたから、
心配かけちゃったかな……
そんなにやせてないのに
部活禁止だとかひどくないですか？
だれにも迷惑かけないのに！
ふらふらする
ことは私も
あるけど……

3

Aさんは親に連れられてかかりつけ医を受診したものの、医師が「やせすぎ。体育と部活動は禁止」と学校に連絡したことに腹を立て、その後は通院しようとしません。

親とはすぐけんかになるため、Aさんの相談役はもっぱら家庭教師のBさんです。Bさんには、かつて入院治療を受けるほどやせていた過去があります。体重が戻った今も食に関する悩みをかかえているBさんには、Aさんも気がねなく話せる様子です。

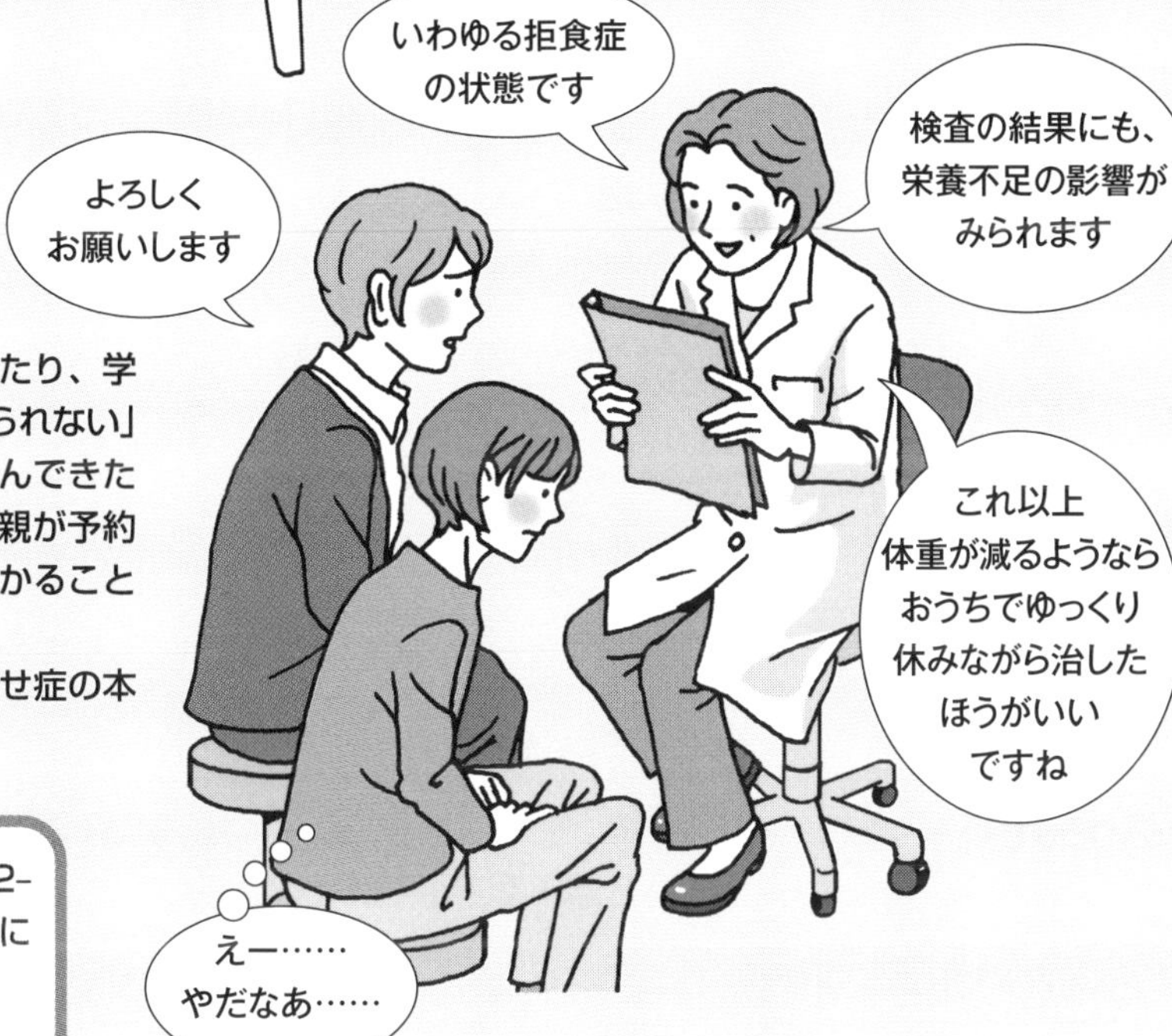
いわゆる拒食症
の状態です
検査の結果にも、
栄養不足の影響が
みられます
よろしく
お願いします
これ以上
体重が減るようなら
おうちでゆっくり
休みながら治した
ほうがいい
ですね
えー……
やだなあ……

4

ふらついて転ぶことが多くなったり、学校から「このままでは通学は認められない」といわれたりするほど、やせが進んできたAさん。Bさんのすすめもあり、親が予約した摂食障害に詳しい専門医にかかることになりました。

やせ始めてから半年、神経性やせ症の本格的な治療の始まりです。

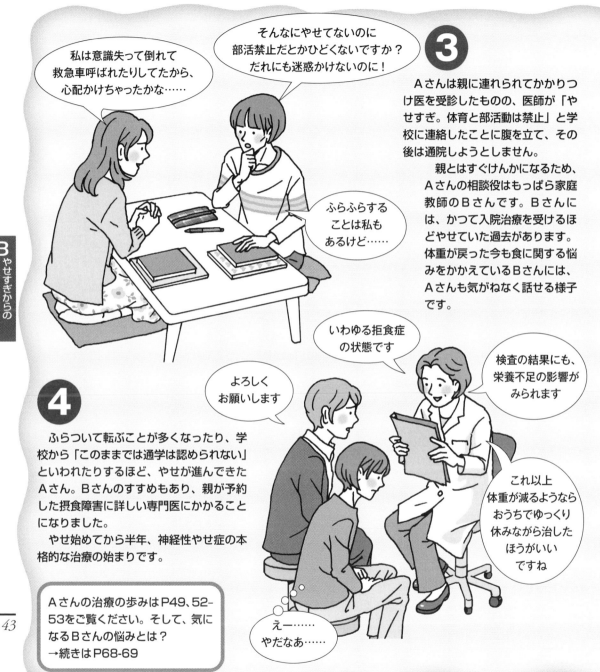

Aさんの治療の歩みはP49、52-53をご覧ください。そして、気になるBさんの悩みとは？
→続きはP68-69

回復の過程

「太る怖さ」を乗り越えるには支えが必要

「やせの悪循環」（→P36）に陥ると、そこから抜け出すのには時間がかかります。太るのが怖い、食べるのが怖いという恐怖を乗り越え、体重の増加を受け入れられるように支援していく必要があります。

自然な回復を待つより適切な対応を

神経性やせ症の本人にとって、やせは、つらさを感じにくくしてストレスをやわらげてくれる特効薬です。「そのうち食べられるようになるだろう」と待っているだけで、自然に回復するものではありません。長引かせないためには、できるだけ早いタイミングで、まわりの人が適切に対応していく必要があります。

ただ「食べなさい」と迫るだけでは、かえって事態は悪化しやすいものです。医療者（医師、栄養士、心理師／士）の力を借りながら、本人が「食べてもいい」「食べるしかない」と思えるような働きかけを続けていきましょう。

回復の順番を意識する

神経性やせ症の場合、回復の過程は「低体重期」と「回復期」の大きく2つに分けられます。まずは飢餓の改善、つまりは体重を増やすことを優先させます。

低体重期には……

体の回復をはかる

飢餓が解消されないかぎり、肥満恐怖は消えず、悪循環は止まりません。本人の「怖い」という思いはなかなか消えませんが、実現可能な目標を設定し、怖いと思いながらでも食べられるように支えていきます。

回復期には……

心の力をつける

体重が戻ってくると、自分の考えや行動をふり返る余力が生まれてきます。自分の身に起こっていることの理解、ストレス対処の適切な方法を体得していくことで、回復は進みやすくなります。

回復の過程で起こりやすいこと

ここでいう「回復」とは、食のことにふりまわされずに生きていく力をつけることです。それぞれの段階で起こりやすい問題に一つひとつ対処していくことで、回復は進んでいきます。

回復したといえる状態になるまでには、早くて数ヵ月、年単位の時間がかかることも。あせらない、あせらせないことも大切です。

回復期には2つの段階があります。以前より食べられるようになれば体重は増えますが、ストレスにうまく対処できるようにならないと、過食と嘔吐をくり返すなど、別のかたちで食行動の問題が続くおそれがあります。ウォーミングアップの時間が必要です。

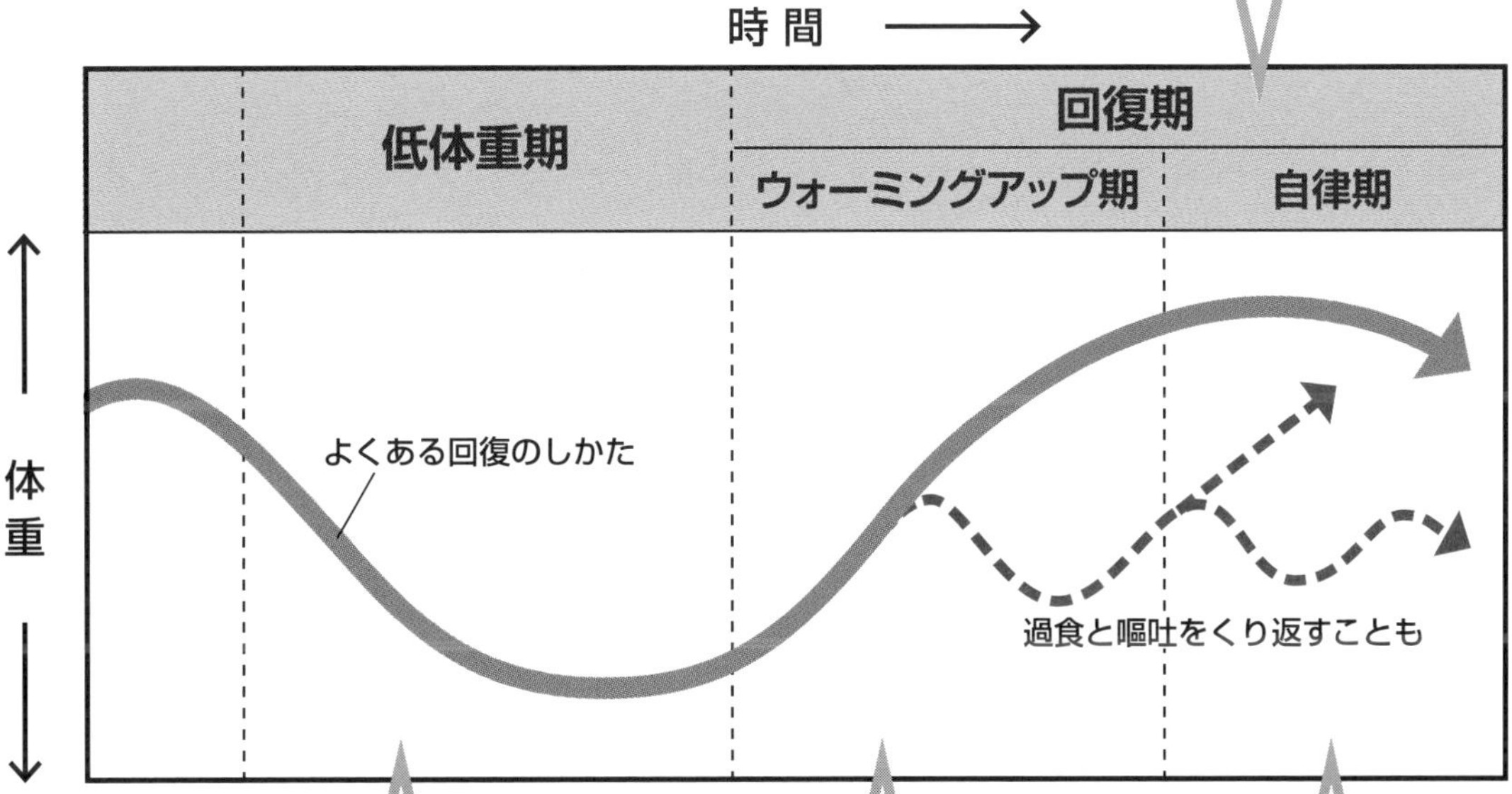
時間
体重
低体重期
回復期
ウォーミングアップ期
自律期
よくある回復のしかた
過食と嘔吐をくり返すことも

やせ始めて調子がよくなったと感じていたのも束の間、体重減少が進むにつれ、飢餓の影響が強まり、太ることへの恐怖が強まっていきます。

▼起こりやすいこと
- ●病気の否認
- ●受診・入院の拒否
- ●倦怠感やイライラ、衰弱、子ども返りなど

飢餓の反動で起こる過食の衝動と、現実に戻ることへの怖さで揺れ動く時期です。

▼起こりやすいこと
- ●過食による体重増加
- ●不安の強まり
- ●吐いたりして低体重期に戻る（過食・排出型への変化）

発症前にかかえていた問題に向き合いながら、自分に合った生き方を考え、模索していく時期です。食のことにふりまわされず、自分らしく暮らしていけるようになれば回復といえます。

▼起こりやすいこと
- ●ストレス解消法としての過食・嘔吐（→第4章）など

医療機関で①

隠れた病気の有無、体の状態を確認しておく

子どもがやせ続ける原因のすべてが神経性やせ症というわけではありません。体重の減少が続く背後に、なにか身体的な問題が隠れていることもあります。

まずは身近な医療機関へ

子どもの場合、まずは身近な小児科や内科で相談し、必要に応じて摂食障害に詳しい医療機関を紹介してもらうのがスムーズです。

かかりつけの小児科や内科

まずは学校医や、かかりつけの小児科、内科などで、体の状態を調べてもらいます。

専門的な診療を受けられる医療機関

全国5ヵ所（2023年４月現在）の総合病院が「摂食障害支援拠点病院」の指定を受けていますが、ここに限らず、心療内科や精神科などで診療を受けられます。

具体的な受診先は、初診の医療機関や精神保健福祉センターで尋ねるか、「摂食障害を診療している医療機関リスト（右記）」にある医療機関に直接問い合わせを。

- ■摂食障害支援拠点病院を統括する「摂食障害全国支援センター」が運営する「摂食障害情報ポータルサイト（https://www.edportal.jp/index.html）」で「摂食障害を診療している医療機関リスト」が公開されている
- ■同センターによる摂食障害「相談ほっとライン」（電話相談https://www.sessyoku-hotline.jp）も利用可能

検査ではなにも異常がみられないことも

甲状腺機能亢進症や、クローン病などの腸の病気、まれですが脳腫瘍や悪性腫瘍などが、急激な体重減少の原因になることもあります。そうした病気はないと確認するためにも、受診は必要です。

受診先で「どこも悪くない」と言われたら、「神経性やせ症の疑いが強まった」という意味ととらえてください。やせ始めの時期は、血液検査などでわかるような異常はみられないこともあります。

神経性やせ症なら、定期的に通院し、症状に応じて薬を使ったり、栄養指導や活動制限の指示を受けたりしながら、体重を増やしていけるよう、取り組んでいきます。

医療機関でおこなわれること

受診を予定している医療機関に予約が必要か、事前に確認しましょう。学校からの書類（成長曲線や、学校での様子や受診理由などを書いた手紙）や、前にかかった医療機関があれば紹介状を持参のうえ受診します。

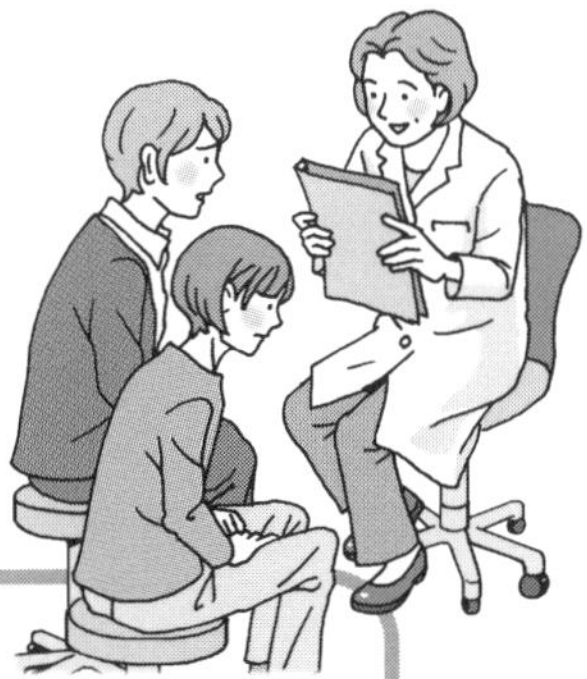

問診

問診票に記入を求められたり、心理テストがおこなわれたりする

▼聞かれること

- □これまでの体重の変化や、健康状態、月経の状態、現在困っている症状
- □これまでかかった病気や大けがの有無
- □家族の健康状態
- □なにか心身の負担になっている出来事はあるか　など

診察

医師と面談。身長、体重、血圧、脈拍、体温の測定や聴診なども

検査

血液検査や、場合によっては画像検査などもおこなわれる

▼栄養不足で現れる血液検査の異常

やせが進むと、肝機能障害、白血球減少、貧血、コレステロール値の異常、電解質異常（低ナトリウム血症、低カリウム血症）などが生じることも

診断と今後の方針の説明

神経性やせ症の場合、緊急に入院が必要な状態か、活動制限は必要か示される。どれくらいのペースで体重を戻していくかも相談する

▼薬物療法

食べられるようにする薬はないが、胃もたれや便秘、むくみ、不安、不眠など、今困っている症状を改善する薬や、骨粗しょう症の予防薬などを使うことはある

通院

定期的に通院し、体重の変化をみていく。補助的に薬を使ったり、栄養剤を処方されたりすることも

▼栄養指導

目標とする1日分の摂取カロリーを確保するために、どんな工夫ができそうか、栄養士の先生と相談する

医療機関で②

本人の「食べる動機」を探し、応援していく

医療機関では、栄養指導や薬の処方などを受けられます。しかし、それだけで食べられるようにはなりません。最も重要なのは、本人が「体重を増やすしかない」と思えるような働きかけです。

治療を進めるうえで大切なこと

通院を始めたからといって、すぐに食べられるようにはなりません。時間をかけながら以下の取り組みを続けていきます。

安心できる環境

医療・家庭・学校が連携し、ストレスの軽減をはかるとともに、安心できる療養の場を整えていきます。

本音で話せる関係

診療の場が、本人にとって安心して本音を話せる場となることが重要です。医療者は「本人の味方になる」という姿勢で臨みますが、良好な治療関係をつくっていくのには時間がかかります。

「食べる動機」探し

やせの程度によっては、活動の制限が必要です。本人の身を守るためですが、「制限されない（あるいは制限を解く）ため」という目標が、体重を増やす動機になります。

心理教育

「やせは困ったときの特効薬のようなものだが、弊害もある」といった知識を伝えていきます。やせの程度が軽ければ、こうした心理教育が食行動を変える動機になります。

▼やせの程度による身体状況と活動制限の目安

「神経性食欲不振症のためのガイドライン（2007）」をもとに作成

やせの程度（標準体比）		体重のめやす※1	身体的な状況	活動制限※2
重症	55%未満	20kg台	内科的な合併症が多い。低血糖で意識を失う危険も	入院し、安静を保ちながら栄養療法を受けることが必要
	55～65%	35kg未満	消化機能や思考力の低下があり自力では体重を増加しにくく、日常生活にも支障をきたす	入院による栄養療法がすすめられる
中等症	65～70%	35kg以上	生命にかかわる危険は減るが、低身長、骨粗しょう症の心配は残る	自宅療養が望ましい
	70～75%			制限つきの通学（通勤）は可
軽症	75%以上	40kg以上	通常の日常生活が可能。ただし、月経の再来は標準体重の85%以上になってから	通常どおりの通学（通勤）が可能

※1　身長158㎝の場合　　※2　学校生活に関してはP58参照

回復は小さな目標達成の積み重ね

治療を受け始めても、太る怖さはあり続けます。渋々でも「食べるしかない」と思えるような身近な目標を一つひとつクリアしていくことが、回復につながります。

身近な実現可能な目標を立てる

いきなり標準体重を目指すのはハードルが高すぎます。ずっと先のこと（「出産できるように」「骨粗しょう症を防ごう」など）は、今、食べる動機にはなりません。身近で実現可能な目標、たとえば通学などを許可する条件として、「ここまで増やす」「これ以下には減らさない」と、本人も合意できる目標体重を設定します。

▼Aさんの場合

- 13歳
- 身長155㎝
- 体重32.4㎏
（標準体重比69%）
- 現在は自宅療養中。体重34㎏を超えたら通学可、30㎏以下になったら入院とすることを医師、本人、家族で合意。学校にも報告

目標を達成するための取り組みを応援する

診療の場では、医療者が面談を重ね、心身の状態、生活の状況を確かめながら、栄養指導や、場合によっては薬の処方をおこない、少しでも食べやすくなるように工夫していきます。

柔軟な考え方、ストレスに適切に対処する方法、自分の考えや気持ちをうまく伝える方法なども、少しずつ伝えていきます。

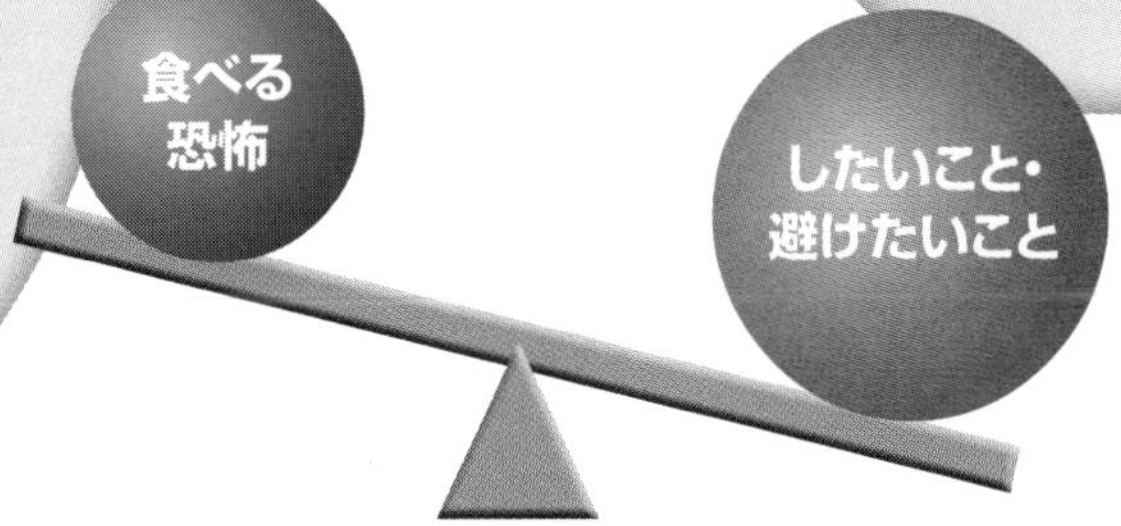
食べる恐怖
したいこと・避けたいこと

入院は避けたい、通学、部活を続けたいなど、本人の「こうしたい」という希望は、回復に向かう力になる

一筋縄ではいかない治療

神経性やせ症の治療は、一筋縄ではいきません。本人に「自分は病気だ」という意識（病識）が希薄な場合、情報提供や心理教育をくり返していく必要があります。

病識があっても、「このままがいい」という場合も多いでしょう。なぜ治りたくないのか、現実のなかに潜む問題に対処していきながら、怖くても食べる、体重増加を受け入れられる目標を見つけていくことが必要です。「消えてしまいたい」というくらい、心身ともに弱っているなら、救命のための入院も必要になってきます。

医療者と家族はチームです。家族も通院に同行し、家族教室、家族会などにも参加することは、チームとして結束するよい機会になります。家族が摂食障害についての知識をもち、本人の状態を理解したうえで、「ゆっくり治していこう」と見守っていくことが、回復を支える力になります。

生活の場で

「食べても大丈夫」と思える環境を整えていく

「食べること」は毎日の生活の一部です。神経性やせ症に限らず、「食べること」に問題が生じている摂食障害は、生活のなかで治していくのが基本です。

「治りたい」と思える対応を

医療機関とのつながりは大切ですが、医療者に任せていれば治るというものではありません。基本的には、生活のなかで回復をはかっていくことになります。

家族をはじめ、身近な周囲の人に期待されるのは、本人の心のなかにある「治りたい気持ち」を育んでいくことです。そのためには、症状として現れている本人の言動に巻き込まれない知識と工夫も必要です。がんばり屋の本人でさえやせに頼らざるをえない苦境を思いやり、やせを責めないようにしながら、本人が安心して「治りたい」と思える環境を整えていきましょう。

本人の「治りたい気持ち」を育む

ただ「食べなさい」と迫っても、それだけで食べられるようにはなりません。本人の心のどこかに潜む「治りたい気持ち」を引き出すには、安心感が必要です。

当面のストレスを減らす

ストレスは「治りたくない気持ち」を強めます。勉強や部活動、習い事などの負担、人間関係の悩みなど、本人のストレスになっていることがあれば、その解決をはかっていきます。「食べろ、食べろ」という周囲の声もストレスになります。控えましょう。

本人の状態を理解し、受け入れる

主な療養の場は、1日の半分以上の時間を過ごす家庭です。本人にとって家庭が居心地のよい場であることは重要です。家族が自分の状態を理解し、ゆっくり見守ってくれる、どんな自分でも受け入れてくれるという安心感が回復を支えます。

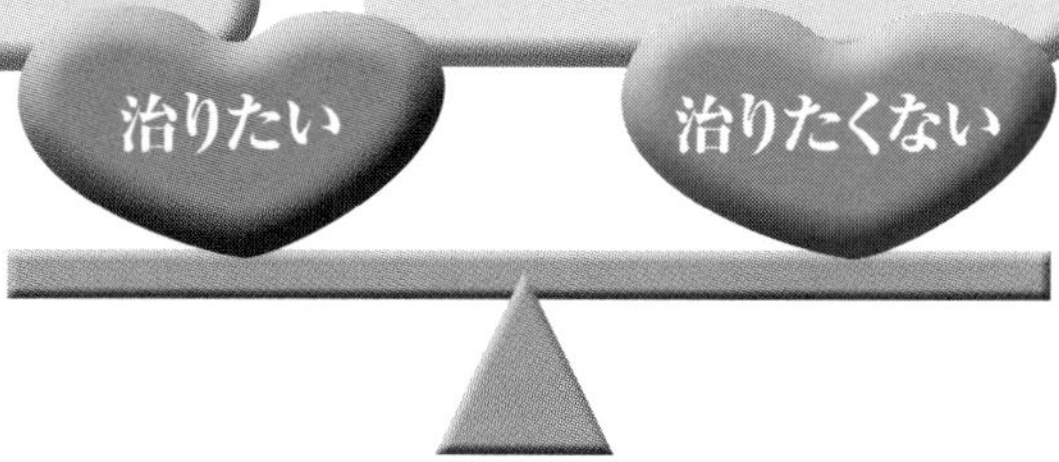

「このままでいい」と言っていても、本人の心のどこかには「変わりたい、治りたい」気持ちはある

症状に巻き込まれないために

本人の様子をみていると、「治りたい」「治したい」気持ちがあるようには思えないかもしれません。しかし、それも病気の症状なのです。

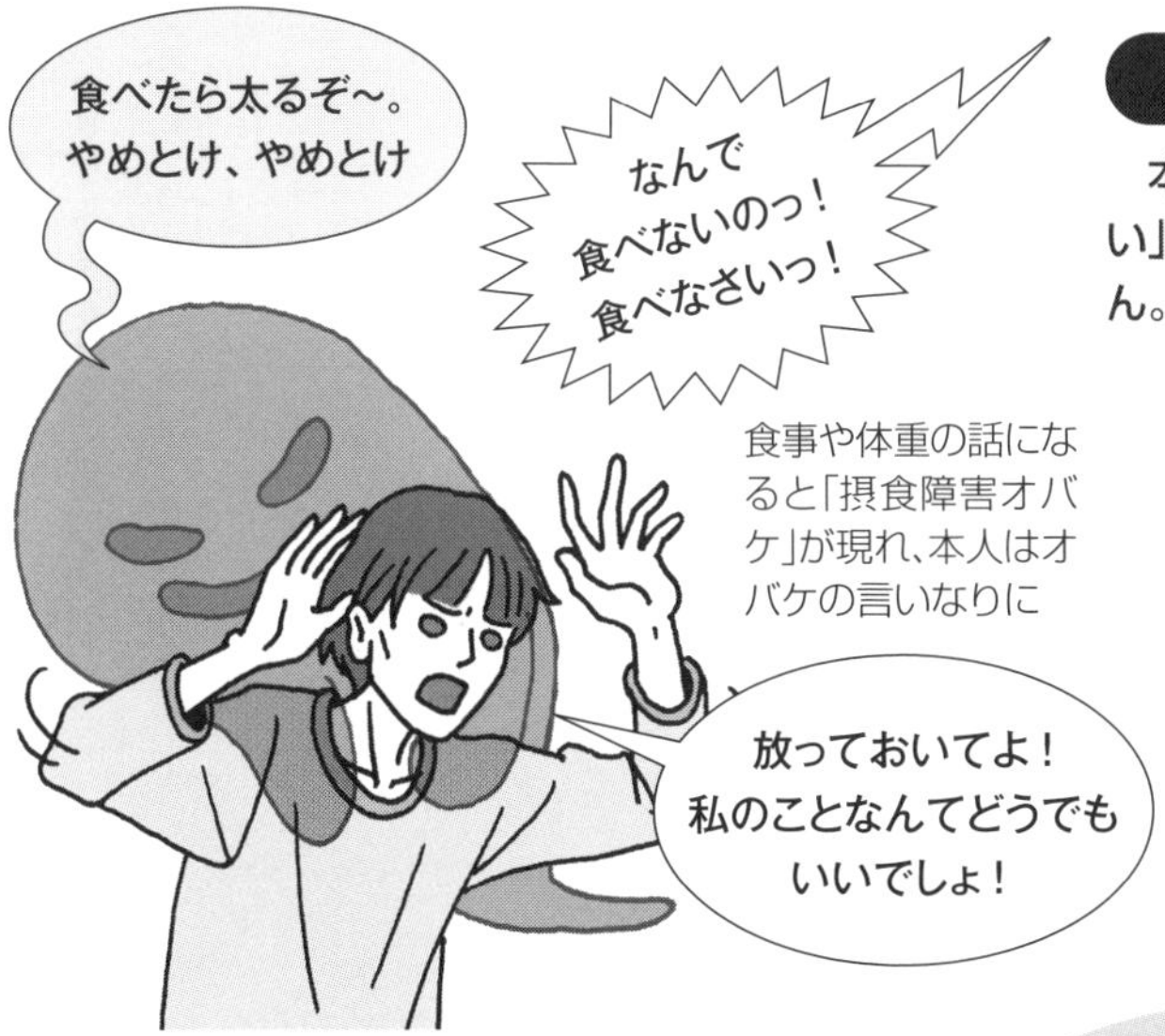
食べたら太るぞ～。
やめとけ、やめとけ
なんで
食べないのっ！
食べなさいっ！
放っておいてよ！
私のことなんてどうでも
いいでしょ！

食事や体重の話になると「摂食障害オバケ」が現れ、本人はオバケの言いなりに

摂食障害について知る

本書の第1～2章を読み返してください。食べられない状態に陥っていくしくみを理解することが、本人を理解し、受け止める第一歩になります。

「健康な本人」の味方になる

「摂食障害オバケ」は、つねにとりついているわけではありません。健康な本人が関心を寄せていること、悩みごとなどに耳を傾け、応援する、味方になる姿勢を示していきましょう。

症状と本人を分けてとらえる

食に関する本人の言動は「摂食障害オバケがそうさせている」と理解しましょう。

家族の適切な対応は、本人の回復を支えていくうえで重要。詳しくは第5章参照

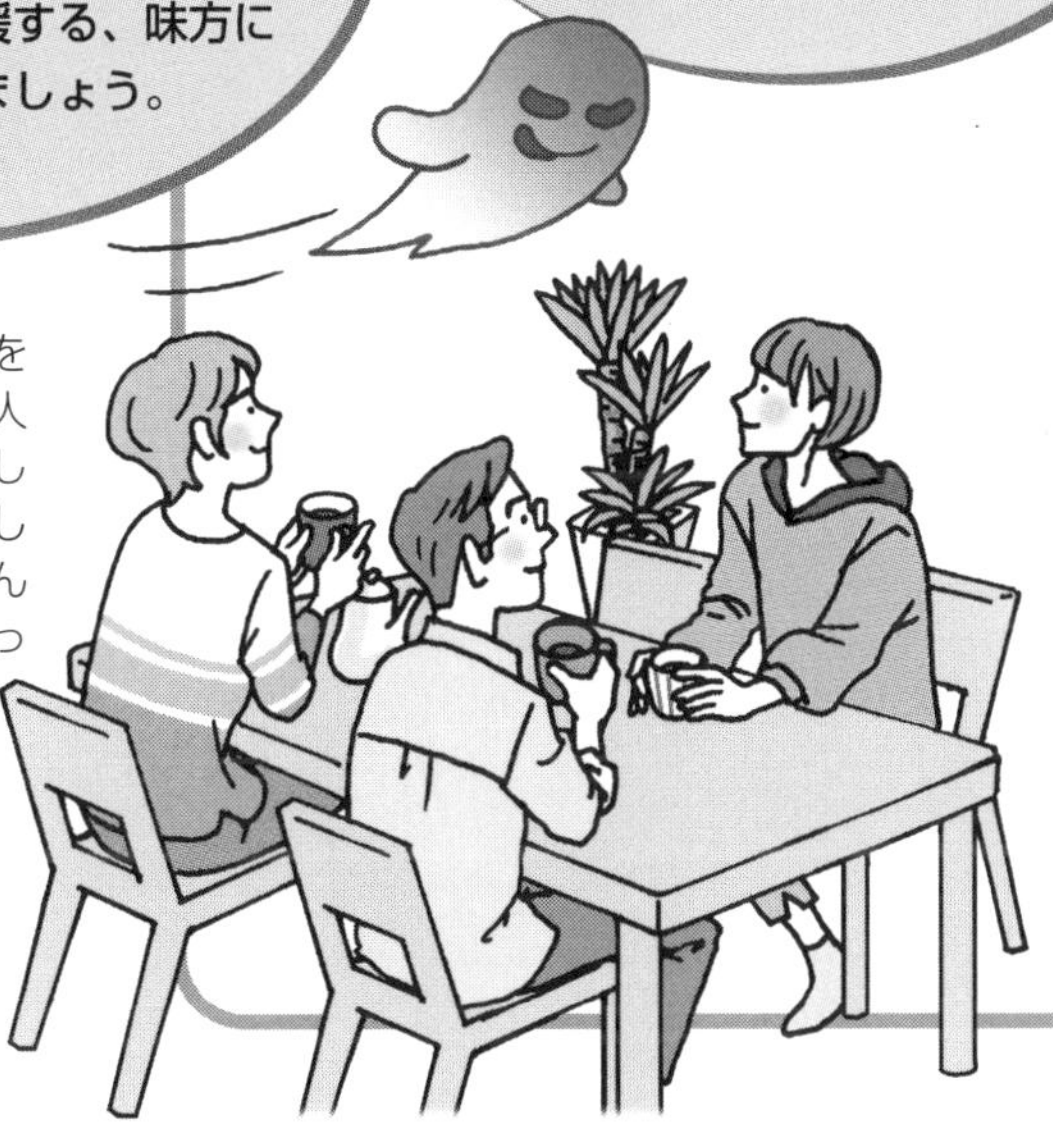

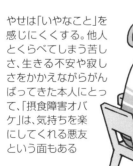

やせは「いやなこと」を感じにくくする。他人とくらべてしまう苦しさ、生きる不安や寂しさをかかえながらがんばってきた本人にとって、「摂食障害オバケ」は、気持ちを楽にしてくれる悪友という面もある

外在化をはかる

「食事や体重の話になると、目の色が変わって怒鳴り始めたりするのは、摂食障害というオバケ（症状）がとりついた状態だからだ」という見方ができると、「健康な本人」を見失わずにすみます。こうしたとらえ方を「外在化」といいます。

低体重期の食事

まずは今より体重が減らなければよしとする

「食べなければ」という気持ちがあっても、実際に食べようとすると怖くてたまらないもの。低体重が進むほど体重の回復には時間がかかります。思うように体重が増えなくても、あせらず見守っていきましょう。

どれくらい食べればよいか？

体重を増やすには、摂取カロリーを増やすのが鉄則です。目標の体重が決まると、どれくらいカロリーを増やせばよいかも決まります。

体重を1kg増やすために必要なエネルギー量

最低7200kcal
1ヵ月で1kg増やすなら、1日あたり240kcal

体脂肪1kgのエネルギー量が上記（脂肪のエネルギー量は1gあたり9kcalだが、体脂肪には脂肪以外の成分も含まれているため、計算上、上記の値となる）

＋

今の体重を維持するために必要なエネルギー量

体重1kgあたり
1日40～60kcal

健康な人なら30～35kcal。低体重になると、より多く食べないとやせが進む

▼Aさんの場合

32.4kgの体重をこれ以上減らさないためには、1日およそ1300kcalは必要ですが、現状の食事内容は1日1000kcalほど。300kcal分、今より多く食べる必要があります。

←

今の食事の1.5倍、1500kcalの食事を1ヵ月続けても、体重の増加は1kgに達しません。低体重期にはなかなか体重が増えません。

なにを食べるかは本人に任せてもよい

医療機関では、本人が受容できる体重でとどまるエネルギー量を示し、栄養指導をおこなっていきます。生活の場では、家族がほめたり、励ましたりしながら食につきあうのが効果的な場合もありますが、食をめぐって言い争いが増えることもあります。食へのこだわりが強いのはこの病気の特徴です。なにを食べるかは本人に任せるのも一法です。不安が強く食べられないなら、食事前に抗不安薬を服用してもよいでしょう。

自宅療養中も体重が減り続けるなら入院治療となりますが、それもよいでしょう。入院が回復のきっかけになることもあります。

食事についての考え方

まずは本人が食べられるものを、食べられるだけ食べながら、摂取カロリーを増やしていくことを目指します。まわりの人は、本人が「食べられそうなもの」を探し、用意していきます。

個食を認める

本人が「ひとりで食べたい」と言うなら、食卓を囲むように強要しない

栄養バランスにこだわらない

カロリー確保を優先。食品の種類にこだわらず、楽に食べられるもの、お菓子などでも口にできればよしとする

カロリー明示のものを活用してもよい

レトルト食品、市販の栄養食品、経腸栄養剤、宅配の治療食など、カロリーや栄養素が明示されたものなら、安心して食べられることもある

大皿ではなく適量を個別に盛りつける

満腹感や空腹感を感じられず適量がわからないようなら、「食べても一定の体重を保てる量」を個別に盛りつける。安心感から食が進むことも

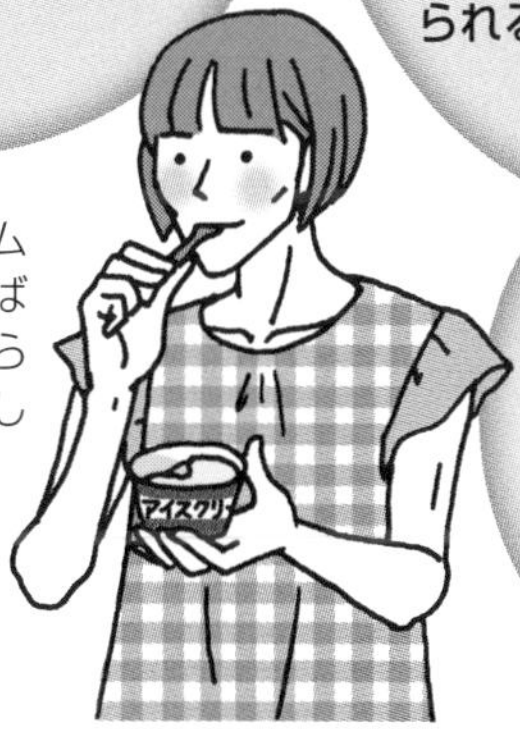

アイスクリームなど、お菓子ばかりでも食べられるなら制限しないで

味つけに口を出さない

調味料、香辛料の不適切な使用は症状のひとつ。体重増加とともに改善するので、本人に任せる

▼Aさんの場合

自宅療養開始

1ヵ月後
体重は維持できたが、食事前に泣き出したり、食後に大暴れしたりすることも。母親がだきしめたり、食後一緒に散歩したりして対応

2ヵ月後
体重は0.5kg増加し、血液検査の結果も改善したが、自宅療養を継続

6ヵ月後
「新学期からは登校したい」と言い、自分から夕食後にクリームチーズ20gを食べるようになった。体重34kgになった段階で通学を再開したが、「35kg以上は絶対にいや」と、食事制限は続いた

9ヵ月後
急に食欲が増し、体重が急増して不安を訴えていた（→ P62）。学校を休みがちになったりもしたが、体重変動は止まっている

本人が受診を拒むとき

医療機関には親だけでもかかり続ける

やっとの思いで受診にこぎつけても、「もう行かない」と本人が通院を拒否することも。そんなときは、家族だけでも通院し、特定の医療機関との関係を保ち続けましょう。

通院開始後に起こりやすいこと

神経性やせ症なら、定期的な通院を指示されます。しかし、通院が続かないことも少なくありません。

家族の不信

なかなか体重が増えないと、家族が「この先生でよいのか」と不信を募らせることがあります。「このような対応を」というアドバイスを、自分の対応を責める言葉のように感じたり、「あの先生は気にくわない」という子どもの主張に影響されたりすることもあります。

本人の拒否

多くの病気は、本人が「治りたい」という気持ちで医療機関にかかります。しかし、神経性やせ症の場合、本人は治療に後ろ向きです。

太ることを恐れている本人にとって、体重を戻そうと提案する医師は敵でしかありません。

通院の途絶

本人との言い争いに疲れ果て、医師への不信感も募り、通院をあきらめることも。

転院のくり返し

相性のよい医師、よりよい対応をしてくれる医療機関を求めて、いくつも病院を変える人が少なくありません。

受け入れ先の減少

医療機関との関係が途切れると、病状が悪化したとき、受け入れ先がなかなか見つからず、困ることがあります。

病状が進むと受け入れ可能な医療機関が減る。受診・入院させたくても「低体重すぎて対応できない」と断られることも

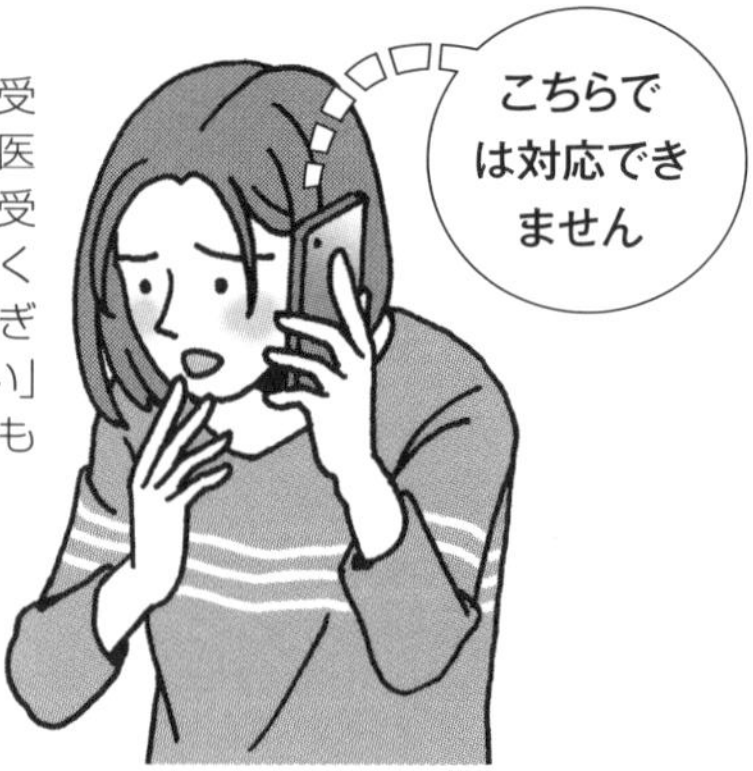

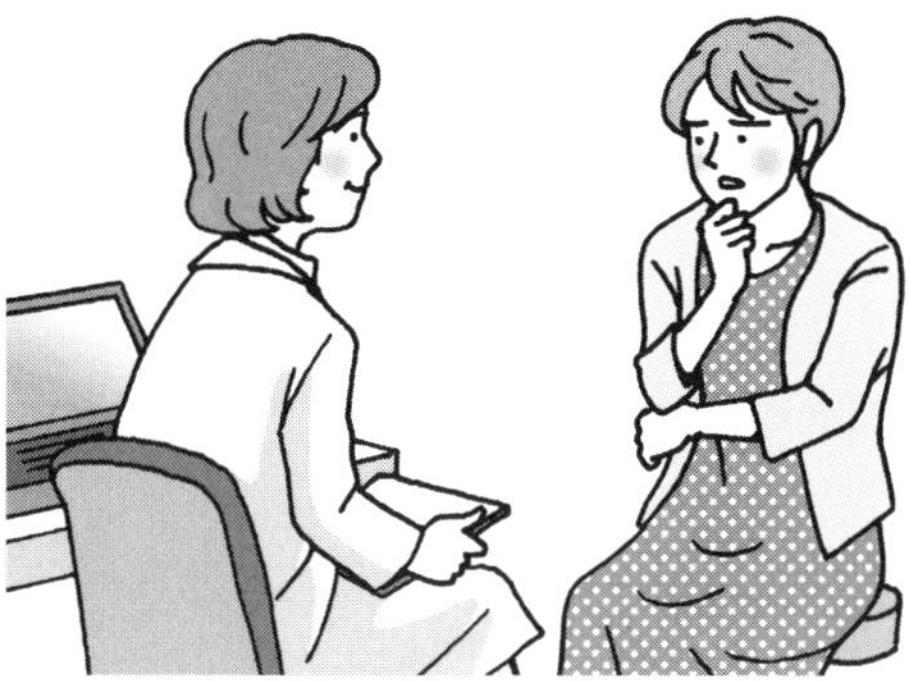
「本人が行かなければ意味がない」と思わず、
家族だけでも医療機関にかかり続けよう

本人が受診を拒否するときの対応

「絶対いやだ」という本人を、無理やり受診させても診療の場でできることは限られています。だからといって、医療機関との関係を断つと、緊急時の対応に困ることがあります。

家族だけで先に相談する

低体重が続いても本人が一度も受診しようとしない場合は、家族が先に医療機関で対応を相談しておきます。体重減少の程度が軽い場合も、家族の相談は本人の回復に有効です※。

※保険外診療

家族が本人の近況を報告する

本人が受診していたものの、途中から通院を拒否するようになった場合には、家族だけでも通院を続けるようにします。本人の近況を主治医に報告し、今後の対応を相談しましょう。

いざというときの受診先・入院先を確保できる

家族が医療機関とかかわり続けていれば、本人が不調を訴えたり、意識を失って倒れるなど緊急の対応が必要になったりしたとき、主治医に対応をお願いしやすくなります。

家族の通院で改善していくことも

通院時、医師は前回の受診時からの変化を確認したうえで、薬や栄養剤を処方したりします。ただし、たとえば胃もたれは、胃腸を支える筋肉の衰えが影響している症状です。薬ではどうにもなりません。また、不安をやわらげる薬には、脳内物質のバランスを整える働きがありますが、そもそも脳内物質の分泌が阻害されているため、効きにくいのです。

本人は、体重測定時に重りを隠しもって低体重をごまかそうとするなど、治療に非協力的です。通院を拒否するようになることもありますが、家族は通院を続けましょう。進級の判定、行事への参加などのために診断書が求められたときなど、本人が受診せざるを得ないチャンスに備えられます。家族が通院を続け、対応を見直したり食べられる工夫を考えたりすることで、本人の状態が改善していく場合もあります。

入院治療を受けるとき

命にかかわる状態なら入院治療が必要

命に危険が及ぶような状態なら、入院したうえで栄養状態の改善をはかることが必要です。そのときはいやがっても、回復後、本人が「あのとき入院させてもらってよかった」と言うことも少なくありません。

入院を検討するべき状態の目安

以下のような場合は命を守るために、できるだけ早く、栄養状態の改善をはかる必要があります。

入院治療が必要

全身衰弱

- 自力で椅子から立ち上がるのに苦労する
- 手すりがあっても、階段の上り下りがたいへんそう

重症の合併症がある

- 低血糖で意識がなくなる（低血糖性昏睡）
- 肺炎などの感染症や、腎不全（脱水で腎臓の働きが悪くなる）
- 低カリウム血症による不整脈（嘔吐や下剤の乱用によって起こりやすくなる→P73）

入院したほうがよい

標準体重比55%以下のやせ

1ヵ月に5kg以上の体重減少があり、絶食に近い状態が続いている

精神科への入院がすすめられることも

極度にやせた状態が続くと、命に危険が及ぶ合併症を起こすおそれが高くなります。入院して体重を一定以上に戻したほうがよいでしょう。通院を中断している間に病状が悪化し、入院先が見つからない場合には、学校医（就労している人なら産業医など）に紹介状を書いてもらいましょう。

栄養補給という点では内科的な治療なのですが、本人の拒否感が強い場合、勝手に病院を抜け出したり、病院内で動き回ったりして治療が進まないこともあります。また、精神症状を伴うことも多いため、精神科への入院をすすめられることもあります。

入院治療を成功させるポイント

絶食に近い状態から、急に栄養補給を始めると全身の臓器の機能低下が起こることがあります（再栄養症候群→P63）。入院治療では、そうした危険な状態に備えつつ、体重を増やしていくことができます。せっかくのチャンスです。回復につなげていきましょう。

治療の目的をはっきりさせておく

入院前に主治医と話し合い、目的や期間、治療方法などを決めておくとよいでしょう。「やせすぎているから」というだけでなく、なんのために体重を増やすのか、具体的な目的を明らかにしておくほうが、本人の納得は得やすくなります。

本人が渋々でも同意している

入院して栄養補給を受ければ体重は増えますが、退院するとすぐまた低体重になることもあります。渋々でも本人の同意を得たうえで治療を開始することが大切です。

ただし、命の危険が迫っている場合は例外です。救急搬送後、そのまま緊急入院となることもあります。

進め方はいろいろ

口から食べられなければ、鼻から管を入れて栄養剤を注入したりしながら、比較的早いペースで体重を増やしていく方法もあれば、少量の食事から始め、少しずつ食べる量を増やしていく方法もあります。

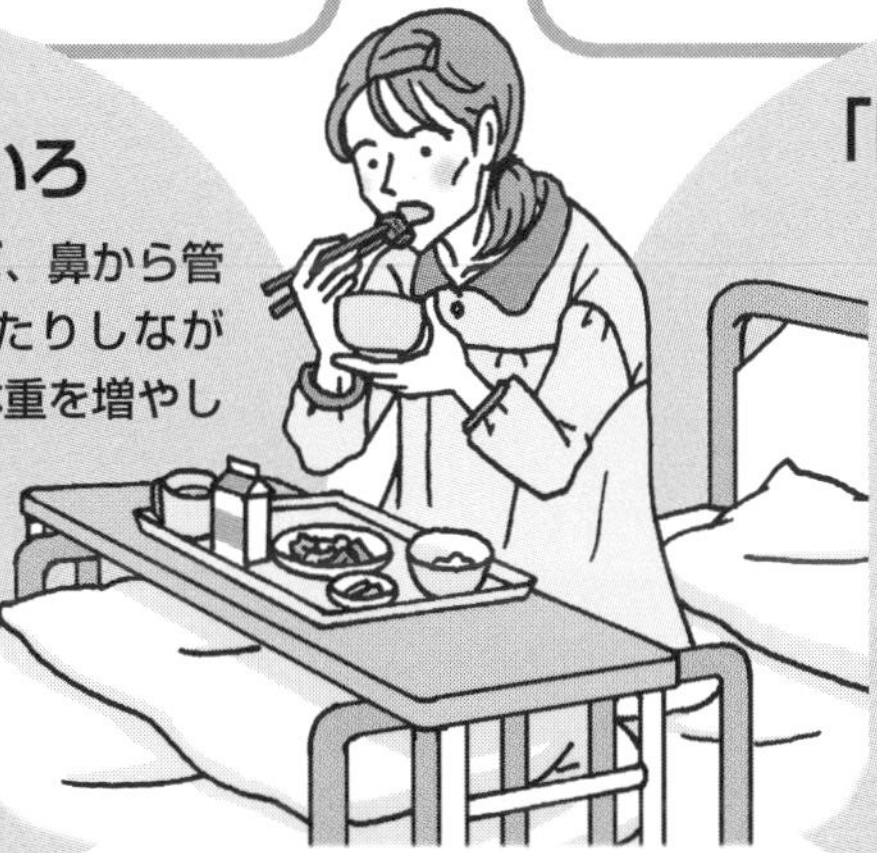

「口から食べる」のが中心

緊急時には点滴が必要になることもありますが、点滴だけでは、入院後さらに体重が減っていくことも。できるかぎり自分で口から食べられるように治療を進めていきます。

心のケアも必要になる

ある程度体重が増えたら、心の力をつけていくための治療も必要になります。精神科医や心理師（心理士）との面談、カウンセリングや、必要に応じてソーシャルスキルトレーニング※を受けることも考えましょう。これらは、退院後、外来通院で受けられます。

※対人関係で問題をかかえやすい人が、社会生活に必要な技能（スキル）を身につける

学校生活①

学校内で情報を共有し、チームで対応していく

子どもの発症が多い神経性やせ症は、学校関係者がかかわる場面も多いもの。学校生活のなかに、本人がかかえる「現実の問題」が隠れていることもあります。

本人の状態に応じた制限と支援を続けていく

本来は自宅療養やときには入院治療が望ましいほどの低体重でも、本人は通学を続けたい、部活などにも参加したいと強く希望することもあります。やせが進むと機敏に動けず、転倒などのリスクも高まります。学校としてどう対応するか決めておく必要があります。通学を認めるなら、本人の状態に応じた制限と支援は不可欠です。

一方、自宅療養の指示とは無関係に、学校を休みがちになることもあります。学校生活のなかで負担を感じていることがないか、また、本人の特性に配慮した支援ができているか改めて検討し、対応する必要があるでしょう。

協力しあえる関係づくりを

子どものやせに気づいたら、家庭と学校の協力で療養しやすい環境を整えていきましょう。やせが進んでいるようなら医療機関との関係も重要になってきます。

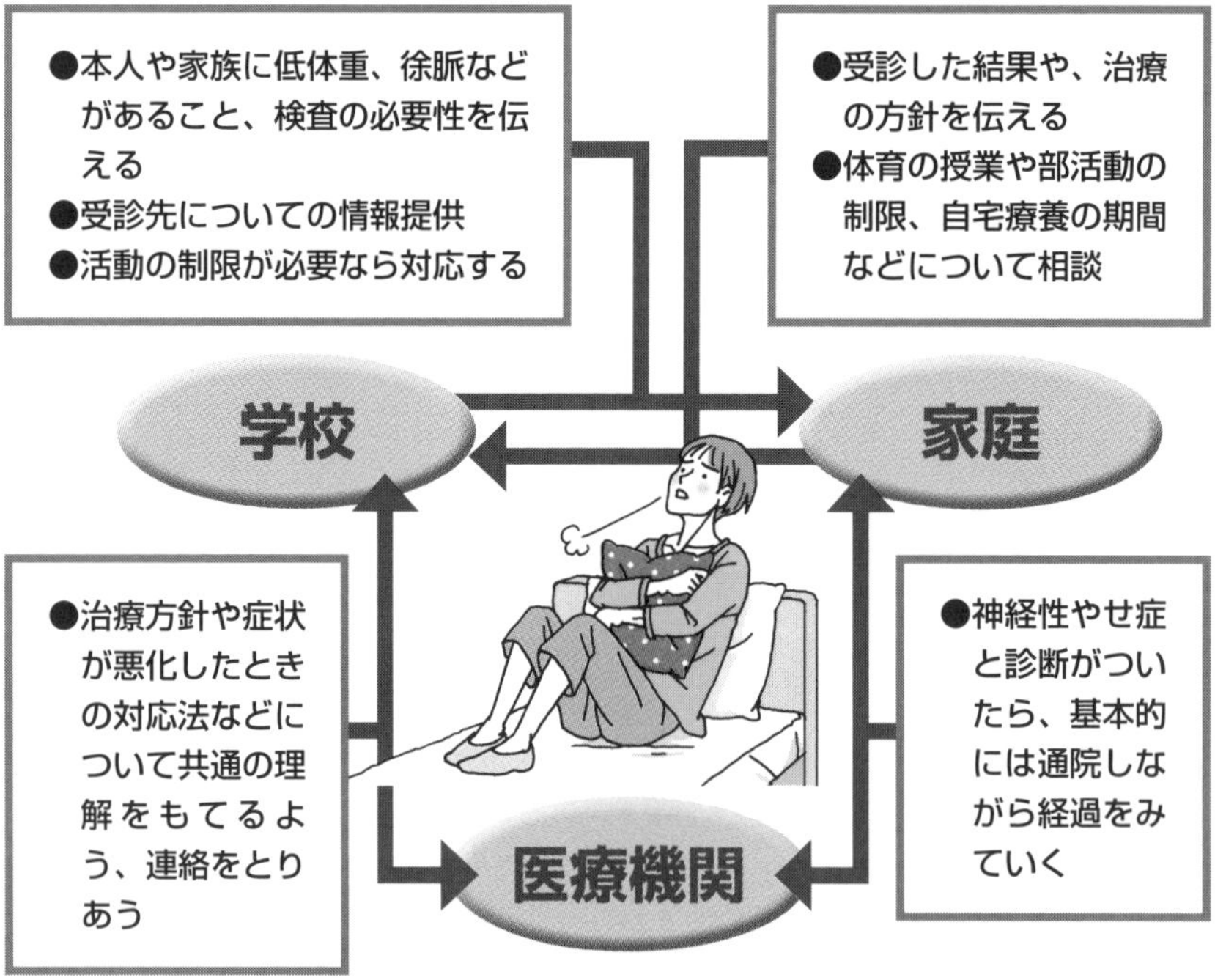
●本人や家族に低体重、徐脈などがあること、検査の必要性を伝える
●受診先についての情報提供
●活動の制限が必要なら対応する
●受診した結果や、治療の方針を伝える
●体育の授業や部活動の制限、自宅療養の期間などについて相談
学校
家庭
●治療方針や症状が悪化したときの対応法などについて共通の理解をもてるよう、連絡をとりあう
●神経性やせ症と診断がついたら、基本的には通院しながら経過をみていく
医療機関

学校内での連携のしかた

職員会議などの場で、養護教諭、学級担任、部活動顧問（指導者）、管理職、スクールカウンセラーなどが、役割を分担しながら対応していきます。

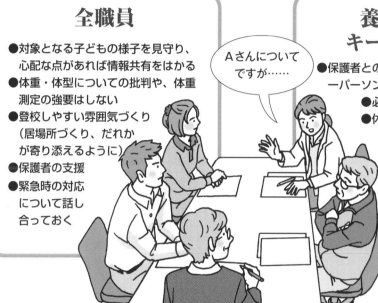

全職員

- 対象となる子どもの様子を見守り、心配な点があれば情報共有をはかる
- 体重・体型についての批判や、体重測定の強要はしない
- 登校しやすい雰囲気づくり（居場所づくり、だれかが寄り添えるように）
- 保護者の支援
- 緊急時の対応について話し合っておく

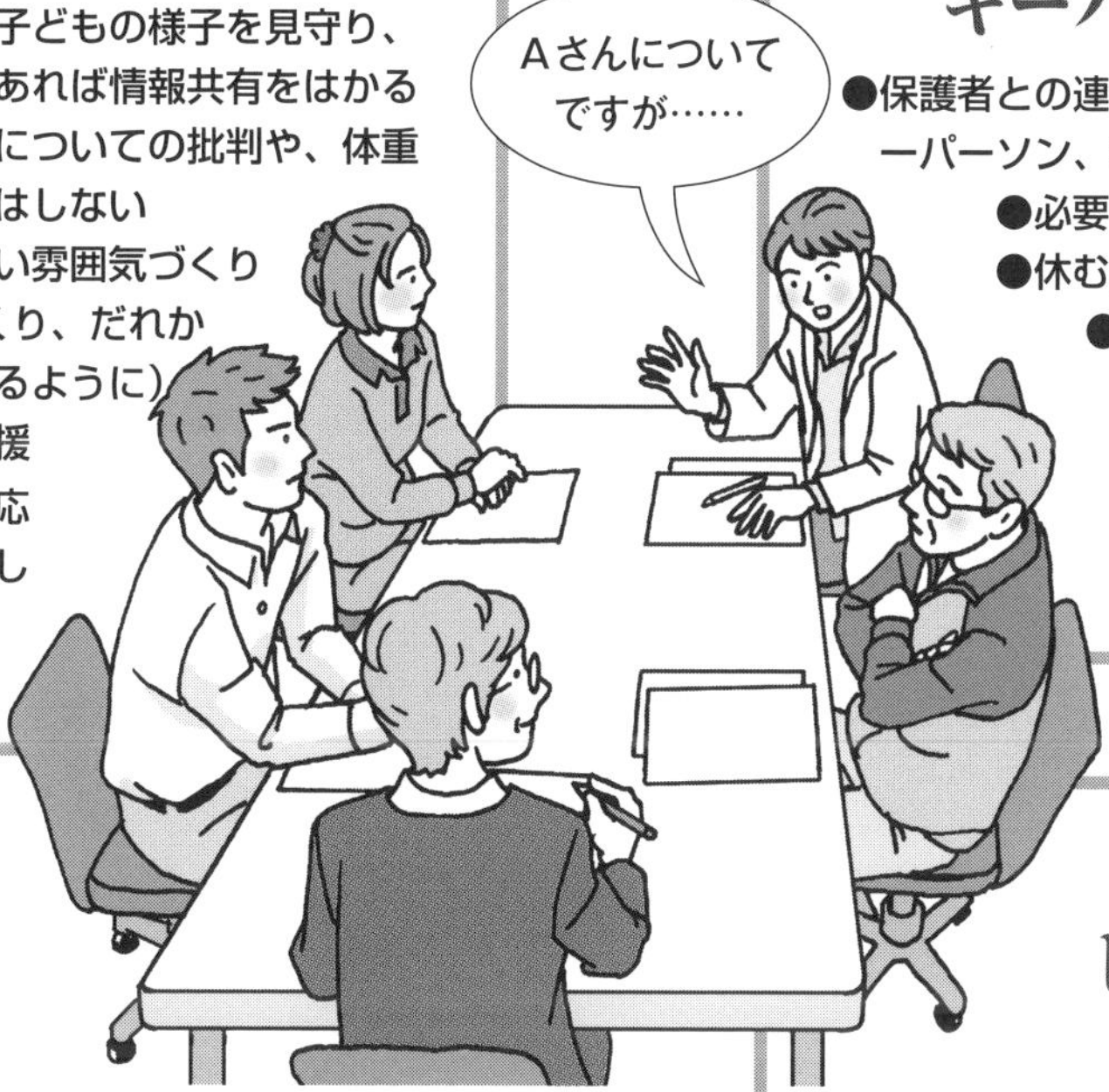

養護教諭がキーパーソンに

- 保護者との連絡窓口、本人対応のキーパーソン、主治医への連絡係
  - 必要に応じて病状を報告
  - 休む必要性についての説明
    - 治療を中断している場合は、より注意深く体調や病状の変化を見守り、保護者との連絡を絶やさない

病状に配慮して具体的な対応を検討

- 体育の授業や部活動の参加の度合い
- 保健室での休養
- 宿題や課題についての調整
- 進路指導
- 主治医からの指示を受けていなくても、体育や学校行事の参加については学校側の判断で制限することとし、それに関して本人と保護者の了解を得る

▼通学・行事・部活動参加の目安

- 標準体重比65%未満なら、通学の許可は慎重に
- 標準体重比70%程度なら、見学中心の修学旅行、運動量の少ない部活動などへの参加は認めてもよい
- 登山やハイキング、マラソン、水泳などは標準体重比75%以上になってから。海外研修への参加も同様

本人が納得しない場合は、「今の状態で勉強しても頭に入らない」「無理な活動は骨にも悪い」などと弊害を伝えるほか、まわりの人への影響（心配をかけること、本人の体力に合わせることで、ほかの生徒も行動が制限されることなど）も伝える

学校生活②

進路は体の状態を考慮したうえで選択を

学校に通いながら回復を目指していく場合、学校側の対応だけでなく、本人や家族が心得ておきたいこともあります。

進級・卒業の条件を確認

自宅療養や入院治療の期間が長くなると、進級や卒業に差し障りがある場合も。進路を考えるうえで、現在の在籍校を卒業できるかどうか見込んでおくことも大切です。

大学／専門学校

進級・卒業の条件は学校や学部、コースなどによって異なるので確認が必要です。

単位取得にかかわる課題の多くは、必ずしも正解があるわけではなく、完璧を目指すときりがありません。「ほどほど」を心がけることも必要です。

高校

進級・卒業が認められる基準は学校ごとに異なります。規定の出席日数を確認しておきましょう。

欠席が多い場合は学校と相談を。主治医からの意見書や診断書を提出することで、なんらかの配慮を得られる場合もあります。

小中学校

公立学校なら、長期欠席でも進級・卒業は可能です。自宅療養や入院治療を含め、無理のない療養計画を立てやすいでしょう。私立学校の場合、進級・卒業が認められる基準は学校ごとに異なります。留年・退学となった場合、公立学校への転校はスムーズです。

優先順位を決めて負担を減らす

低体重が続いていると本来の力が発揮できません。無理をして通学を続けていても成果が上がらず、挫折感を強めることもあります。療養に専念するようすすめても、本人が「まわりに遅れをとる」と休みたがらない場合は、「これくらい休んでも進級・卒業できる」と基準を示すとよいでしょう。安心して療養しやすくなります。

学校に通いながら回復を目指す場合には、優先順位を決めて負担を減らしていきましょう。留年はいや、卒業したい、受験勉強も部活動もがんばりたいと欲張らず、負担を減らすことで回復の道に向かいやすくなります。

進路を選ぶうえでの注意点

自分に合った進路を選べると、回復に向かいやすくなります。回復の途中であれば、背伸びせず、低下した体力でも無理なく過ごせる選択をしていけるとよいでしょう。

受験の負担を減らす

受験は大きなストレスになりがちです。大学受験を考えているなら、部活動は休むなど、体力に応じて負担を減らすことを考えていきましょう。

推薦入試が可能なら、そのために必要な勉強をする、受験科目数が少ない学校を選ぶなど、無理のない受験方法を選択することで、心の負担が減ることもあります。

情報を集めて検討する

高校は、通学が基本の全日制、定時制高校のほか、自宅やサポート校での学習を中心とする通信制の高校もあります。高等専修学校など、高校以外の進学先もあります。情報を集め、続けやすそうな学校を選ぶとよいでしょう。

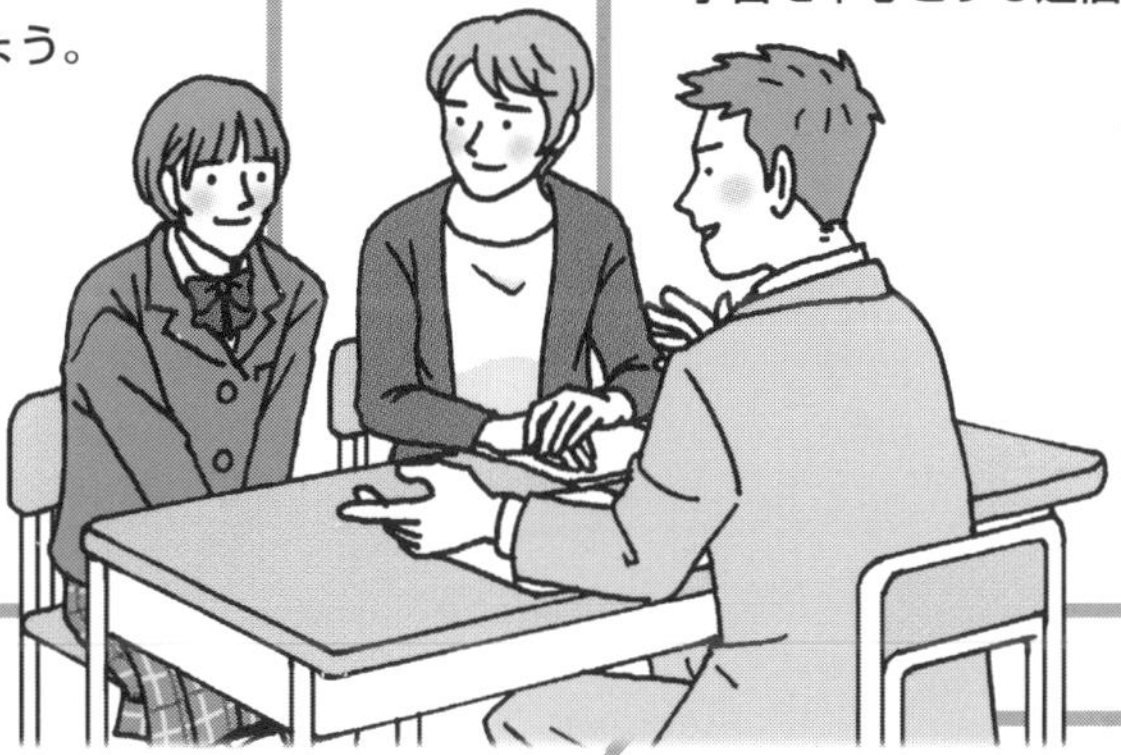

進路指導時に希望を伝え、相談してみよう

「仕切り直し」もありうる

高校生の場合、在籍する学校に通うことが大きなストレスになっているようなら、通信制の高校などに入り直す、高卒認定試験を受けて大学進学を目指すといった道もあります。

大学や専門学校に入ってから発症した場合、休学したうえで回復をはかるという選択もありますが、場合によっては、退学、転学など、進路の変更を考えるのもよいでしょう。

ひとり暮らしはできる？

「家を出たい」という強い希望や、ひとり暮らしをしてでも通いたい学校がある場合、それを回復の目標としていかすこともできます。回復期に入っていれば、「自立」が「自律」につながることもあるでしょう。

一方で、ひとり暮らしを始めると、人の目が届きにくくなります。いちじるしい低体重の場合、命にかかわる事態が起こるおそれもあるため、ひとり暮らしは危険を伴います。主治医の意見も聞きながら、家族で十分に話し合いましょう。

回復期の注意点①

回復過程でみられる過食は正常な反応

長く続いた低体重期のあと、食べる量が増えていくにつれて体重も増え始めます。この時期、食べ始めたら止まらない、食べずにはいられない状態になることもあります。

「過食症」とは別の状態

神経性やせ症の回復過程で、猛烈に「食べたい」という衝動に駆られるのは自然なことです。むちゃ食い（過食）することもありますが、いわゆる過食症（神経性過食症）とは別の状態です。

拒食の時期
（低体重期）
飢餓が続き、過食衝動が起こりやすくなっている

過食の時期
（ウォーミングアップ期）
生きものとしての正常な自己防衛。飢餓をやわらげないと止めるのは難しい

適正体重に
（自律期）
飢えが満たされ、月経が来るくらいの体重まで戻ると、自然におさまっていく

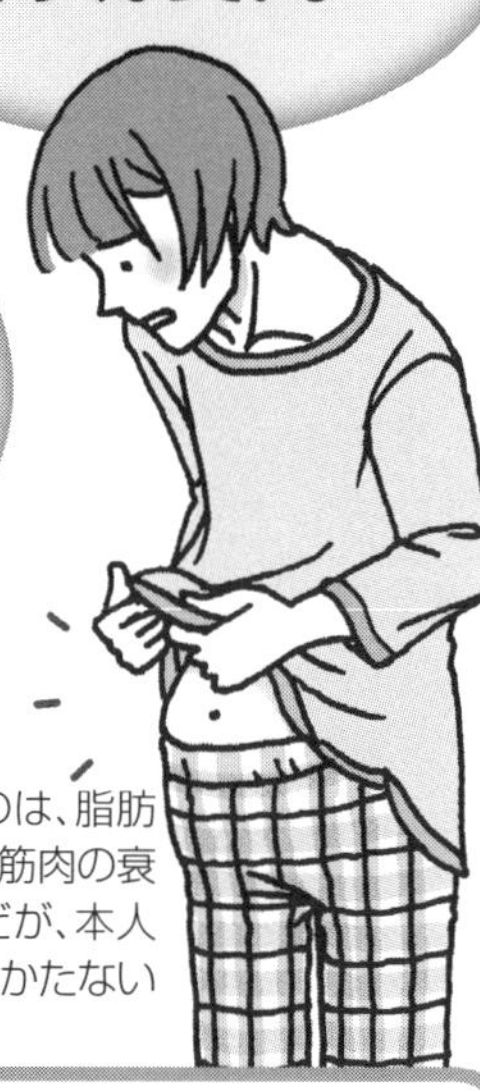

おなかが出るのは、脂肪のせいではなく筋肉の衰えによるものだが、本人は気になってしかたない

嘔吐や下剤の乱用はこじれるもと

過食の衝動が起きたとき、「食べたい。でも太るのは怖い」という思いから、むちゃ食いしては嘔吐したり、下剤、利尿剤などを乱用し始めると、別のタイプの摂食障害に変わっていく恐れがあります。

やせたままなら「摂食制限型の神経性やせ症」から「過食・排出型の神経性やせ症」への移行、体重が増えていった場合には「神経性過食症」への移行ととらえられます（→第４章）。

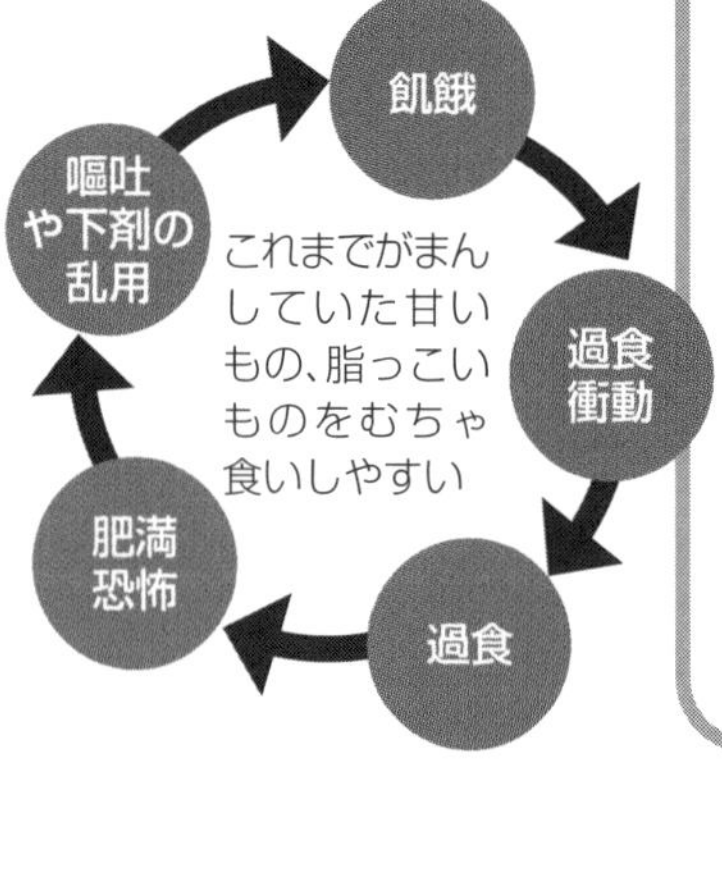
飢餓
過食衝動
過食
肥満恐怖
嘔吐や下剤の乱用
これまでがまんしていた甘いもの、脂っこいものをむちゃ食いしやすい

起こりやすい不安を支えていこう

体重が増え始めるウォーミングアップの時期には、心身にさまざまな変化が起こります。それが本人の不安を高めることもあります。

過食が止まらない不安

飢餓が解消されれば、過食の衝動は起こりにくくなることをくり返し伝えましょう。

むくみがひどくなる

食べる量が増えると、乾いた体に水分がどんどん吸収されます。余分な水分を排出する腎臓の機能が追いつかず、むくみが生じやすくなります。いくら食べても、1週間に1kg以上の筋肉や脂肪はつくれません。それ以上のペースで体重が増えているなら、むくみが原因と考えられます。むくみがひどいときは、利尿剤を処方してもらえます。

汗がひどい、皮がむける

栄養状態がよくなると代謝もアップ。体温が上がります。食後の汗や寝汗がひどくなりますが、いずれおさまります。皮膚や髪の毛の生まれ変わりも進みます。古い皮膚がぽろぽろむけ、抜け毛も増えますが、一時的なことです。髪の毛はもとどおりの量に戻ります。

現状を肯定し、不安をやわらげる

少しずつ食べられるようになる人も、急にスイッチが入ったように大食し、急激に体重が増える人もいます。いずれにしろ、やせている間は遠く感じられていた現実世界の課題に目が向き始め、不安が増します。「やせていること」を手離す不安な時期だからこそ、周囲の支えが必要です。周囲の人は、本人が過食の不安を訴えてきたら、「必ず落ち着くから大丈夫」と肯定的に答えていきます。

なお、絶食に近い状態が長く続いたあと急に炭水化物を大量にとると、体内のリンが欠乏し、さまざまな臓器の機能が低下して、不整脈やけいれん、肝機能障害などを起こすおそれがあります（再栄養症候群）。リンを多く含む乳製品や、たんぱく質、脂質、ビタミンB_1、亜鉛などを含む肉類などもとるようにしましょう。

回復期の注意点②

体重が戻ってきても「治った」わけではない

たくさん食べられるようになり体重が増えてくると、家族をはじめ、まわりの人は「治った」とホッとします。しかし、本人はむしろ調子が悪くなったと感じていることが多いものです。

回復期にみられる周囲の反応

食べられるようになったあと、かえって元気がなくなったようにみえることもあります。飢餓が解消され、体が一息ついたからこそ起こる自然な変化なのですが、まわりの人は心配を募らせがちです。

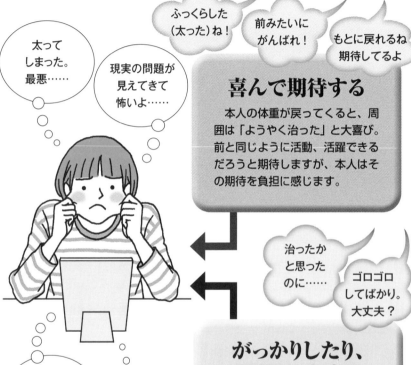

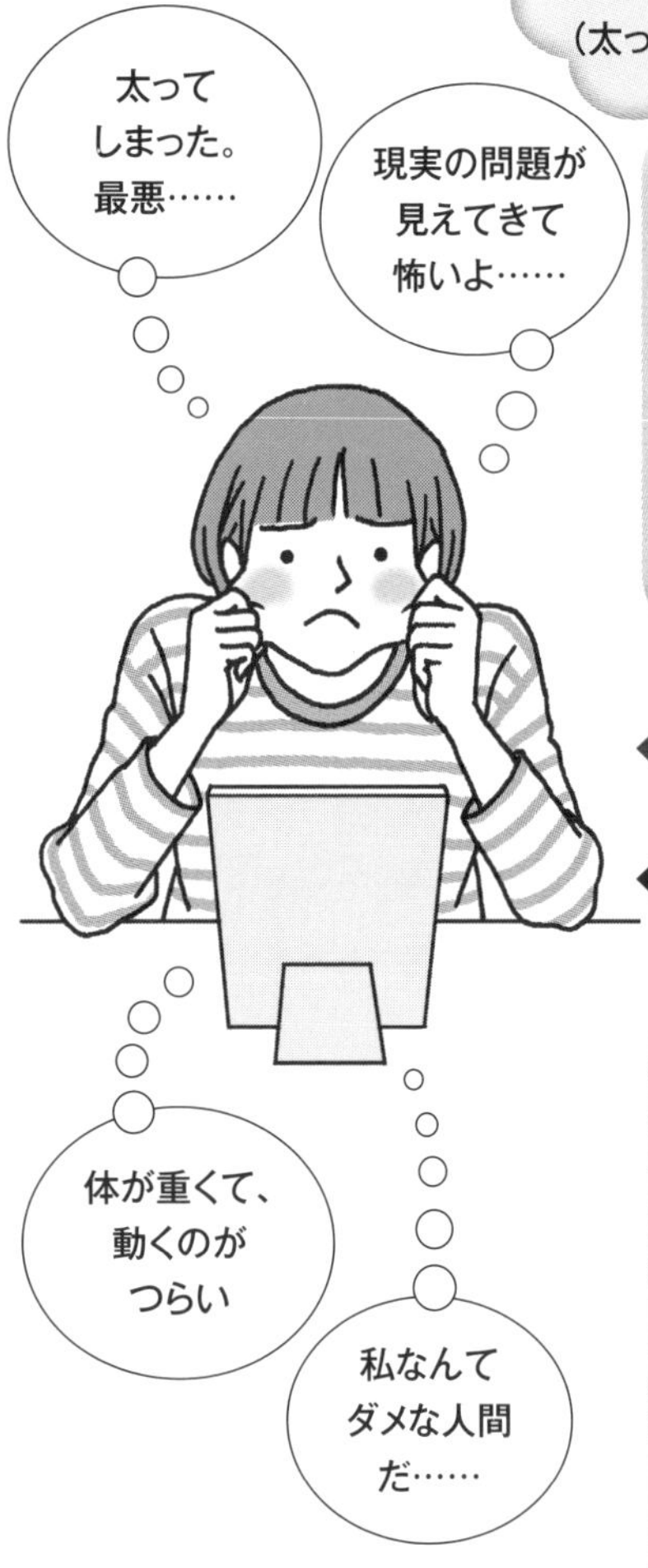

太ってしまった。最悪……
現実の問題が見えてきて怖いよ……
体が重くて、動くのがつらい
私なんてダメな人間だ……

「やせたままでいることに失敗した」「欲求に負けるダメな人間」という自己否定感が強いことも

ふっくらした（太った）ね！

前みたいにがんばれ！

もとに戻れるね 期待してるよ

喜んで期待する

本人の体重が戻ってくると、周囲は「ようやく治った」と大喜び。前と同じように活動、活躍できるだろうと期待しますが、本人はその期待を負担に感じます。

治ったかと思ったのに……

ゴロゴロしてばかり。大丈夫？

がっかりしたり、心配したりする

食べられるようになった、むしろ食べすぎと思えるほど食べているのに、やせていたときよりも元気がない様子をみていると心配になってきます。期待が裏切られたように感じて批判的になったり、「この状態がずっと続くのか」と落ち込んだりすることも。

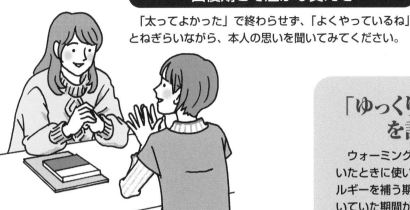

回復期こそ温かな支えを

「太ってよかった」で終わらせず、「よくやっているね」とねぎらいながら、本人の思いを聞いてみてください。

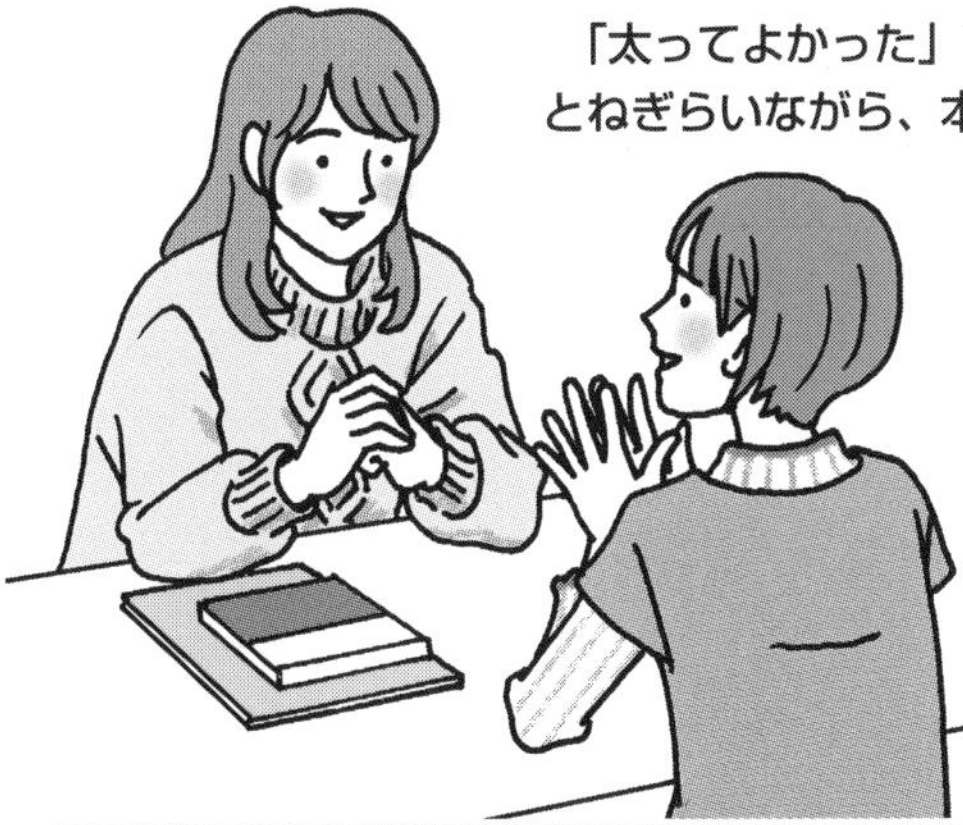

のんびりでいいよ

「ゆっくり治す」ことを認める

ウォーミングアップ期は、やせていたときに使い切ってしまったエネルギーを補う期間です。低体重が続いていた期間が長ければ長いほど、エネルギーを充塡するのに時間がかかります。「治ったのだからできるはず。あれもこれもしなければ」と追い立てず、「ゆっくりでいい」と見守っていきましょう。

現実の問題にどう向き合うか、いっしょに考えていく

元気がでないのは、自分がかかえている現実の問題に目が向き始めたことの現れでもあります。まわりの人は本人の悩みに耳を傾け、本人の考えを聞きながら、解決できる問題であればその解決のしかたを、避けられない問題であればどう対応していくか、いっしょに考えていけるとよいでしょう。

悩めるのは治ってきたからだね

「無理せずゆっくり」が回復につながる

低体重が続いていたときは、まわりが止めても動きまわっていたのに、体重が戻ってきたら、学校や仕事に行けなくなったなどということもあります。

とくに過食が止まらない間は、本人はうつうつとした気分になりがちです。眠れなくなったり、悪夢を見たりすることも多くなります。体がだるく、なにもやる気が起こらず、なにをしても楽しいと思えません。

この時期は無理をせず、ゆっくり休むのが回復の歩みを止めないための大事なポイントです。ずっと不調が続くわけではありません。いずれは低体重が続いていた時期より活動できるようになります。

つらいようなら医師に相談し、うつに効く薬を処方してもらうのもよいでしょう。心の回復を促すために、カウンセリングを受ける、ソーシャルスキルを学ぶのも効果的です（→P57、84）。

COLUMN

「命にかかわる病気」といわれる理由

標準的な体重なら安全というわけでもない

摂食障害は、ときに命にかかわることもある病気です。なかでも神経性やせ症で入院治療を受けた人の場合、六年余りの追跡調査で、その死亡率は約六％という報告があります。餓死だけでなく、事故などで命を落とす人も少なくありません。

やせているから危険、標準的な体重なら安全というものでもありません。たとえば低体重のない神経性過食症（→P70）は、自殺率が高いことが知られています。

摂食障害にアルコール依存症が併発すると、さらに死亡率は高まります。神経性やせ症も神経性過食症も含む摂食障害の死亡率は、アルコール依存症がない場合、六年間の追跡調査で三・五％であるのに対し、併発している場合は二七・七％にのぼります。

食事や体重にこだわり続けたり、アルコールに頼ったりしなければならないほどの生きづらさをかかえていることもあるのだという理解が必要です。

▼直接の死因

飢餓そのものの影響
飢餓による衰弱、低血糖

身体的な合併症
電解質異常、不整脈、心不全、感染症などの内科的合併症

事故
溺死、転落死、嘔吐による窒息など

自殺
アルコール・薬物依存や、うつ病などが併発している場合はリスクが高まる

第4章

過食がみられる摂食障害

食べ始めたら止まらず、
文字どおり吐くほどのむちゃ食いが
習慣化している人は少なくありません。
「こんなこと、もうやめたい」と考えているならば、
回復に向けた取り組みを始めましょう。

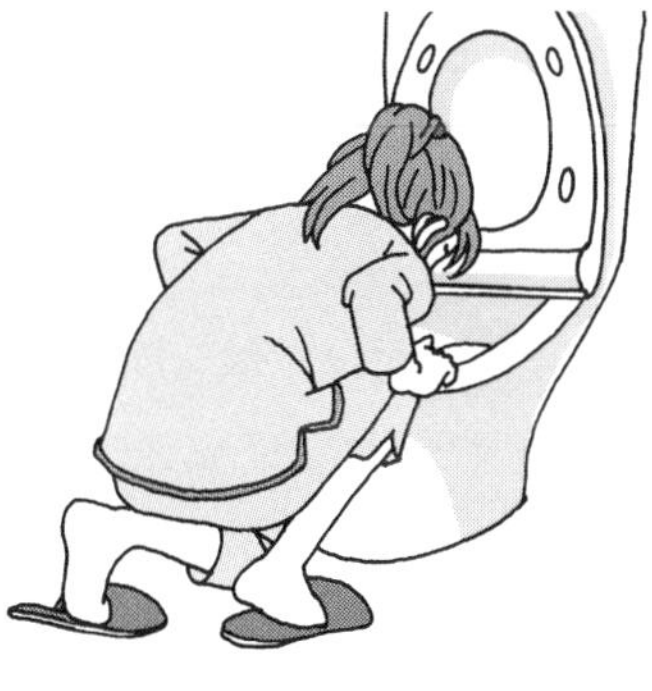

ストーリー④

だれにも言えない私の秘密

家庭教師として、Aさんの相談にのってきたBさん自身、食べることに関する悩みをかかえてきました。しかし、最近少し変化が生じているようです。

1

Aさんには「話のわかる家庭教師の先生」として頼られているBさん。高校生の頃、食べられずに入院したこともありますが、大学生になってからは逆に食べすぎに悩んでいました。だれにも言えず、気づかれることもないまま、週に1～2回、むちゃ食いをしては吐くことをくり返していたのです。

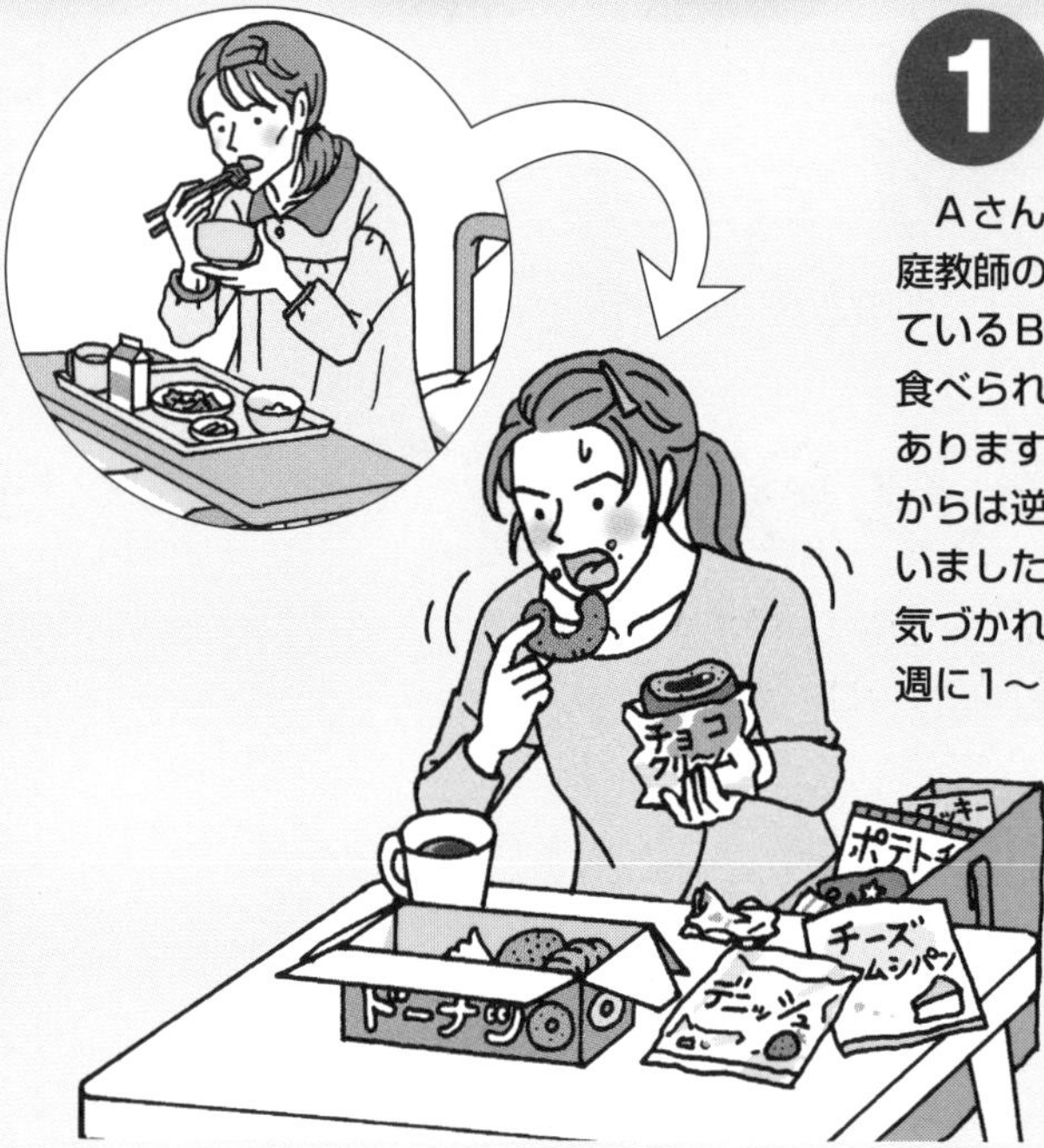

2

退院後しばらくは落ち着いていたのですが、大学に入り、ひとり暮らしを始めたあと、再び食をコントロールできなくなっていました。

家庭教師のアルバイトなどで稼いだお金は、過食用の食品を買うためにあっという間に消えていきます。

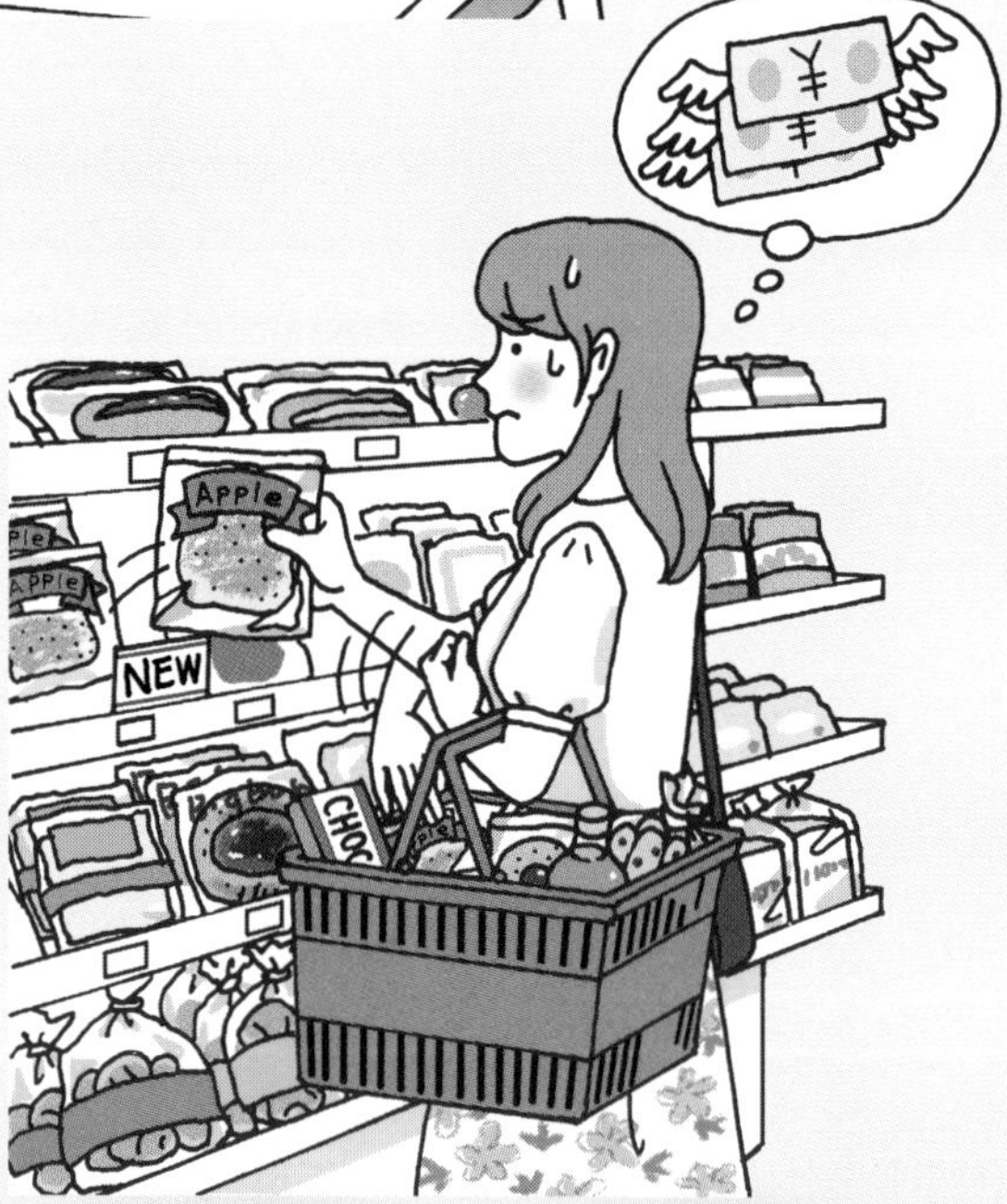

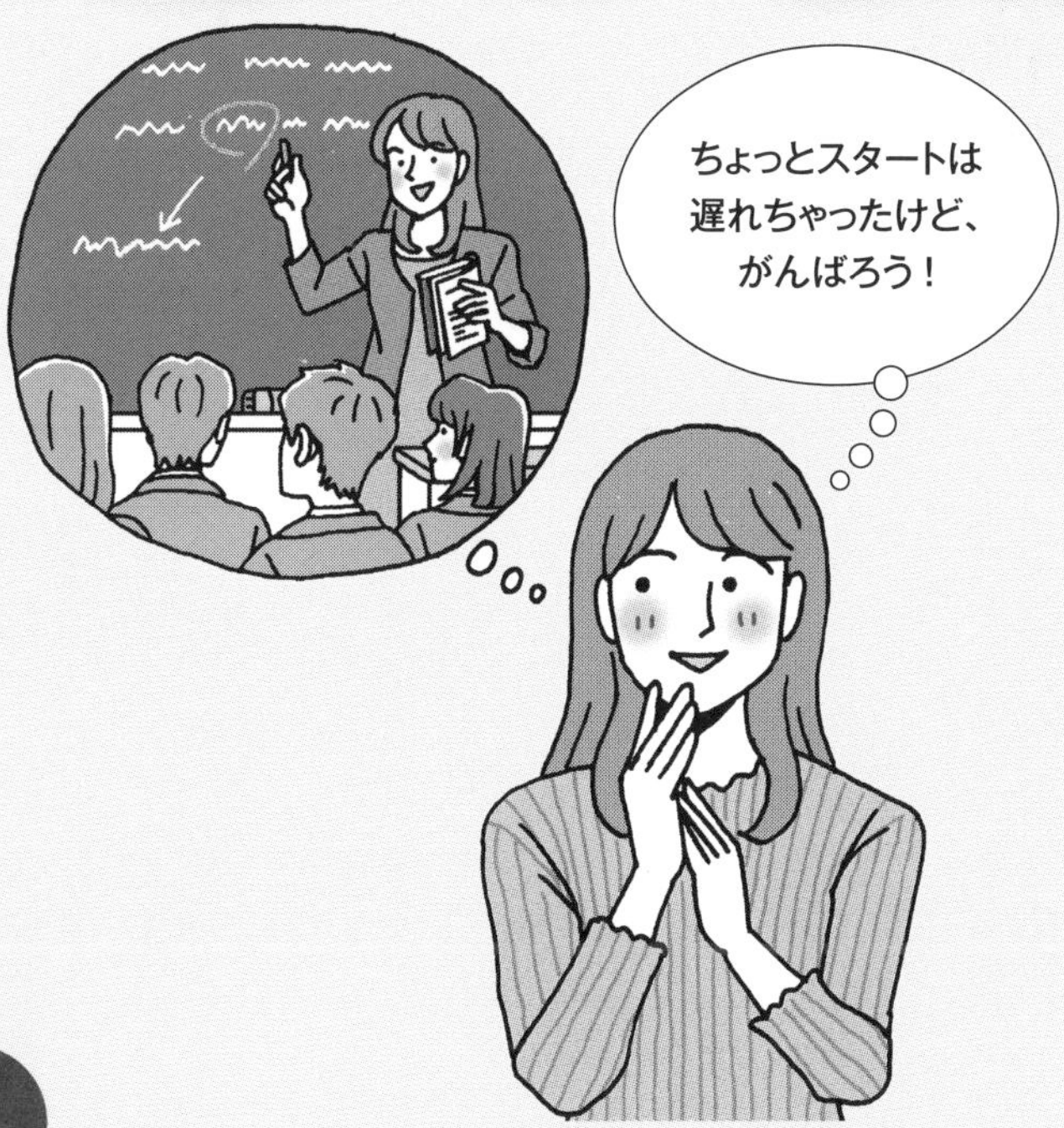
ちょっとスタートは
遅れちゃったけど、
がんばろう！

3

一方で、Aさんとのかかわりは Bさんに変化をもたらしました。Aさんの相談に応じたり、いっしょに勉強したりするうちに、「教師になりたい」と思い始めたのです。

大学に入った時点では考えていなかったので、これから教職課程をとるのは少々たいへんです。しかし、Bさんに迷いはありません。

4

Aさんがやせ始めた中1の夏から2年半。今はAさんの状態は落ち着き、Bさんは過食する暇もなく課題に追われています。Aさんは希望する高校に合格。Bさんの家庭教師も終了です。

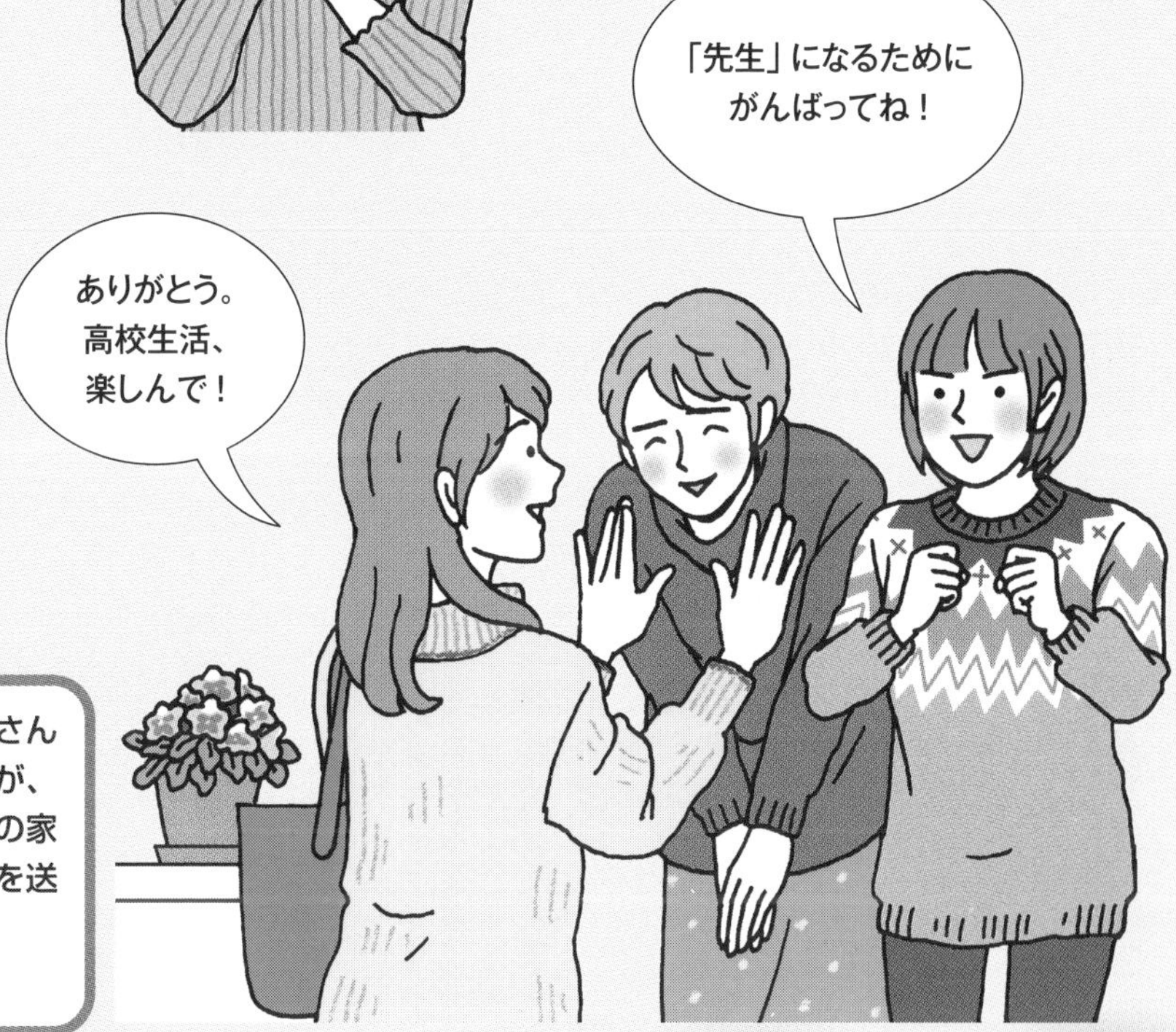
「先生」になるために
がんばってね！
ありがとう。
高校生活、
楽しんで！

Aさんとのかかわりは Bさんによい影響を与えましたが、ここに至るまで、Aさんの家族は悩むことが多い日々を送ってきたようです。
→続きは P86-87

むちゃ食いのくり返し

過食がみられる摂食障害のいろいろ

過食とは、自分では抑えることのできないむちゃ食いのこと。「過食症」といえば神経性過食症のことですが、過食の症状自体は、別のタイプの摂食障害でもみられます。

病型と起こりうる変化

過食しては吐いたりしている場合、低体重がなければ神経性過食症、低体重なら神経性やせ症とされます。むちゃ食いだけなら過食性障害です。

低体重

神経性やせ症(摂食制限型)

回復期の過食

飢餓の反動で起こる正常な反応（→P62）

神経性やせ症(過食・排出型)

大半は摂食制限型からの移行。過食・嘔吐をくり返すうち、やせが進んで低体重になることもある。心身ともに飢餓の影響が強い（→第2章、第3章）

回復

神経性過食症(過食症)

ひんぱんにむちゃ食いするが、「やせたい」という願望もあり、嘔吐や下剤の乱用などをくり返す。多くは低体重の時期なく始まり、やせも太りもしないが、神経性やせ症（過食・排出型）から移行することもある

ダイエットによる体重減少

やせようとして食事を制限していた人が多い

過食性障害

むちゃ食いをくり返すものの、吐くなどの行為を伴わないタイプ。体重は標準体重を超え、肥満傾向が強い。

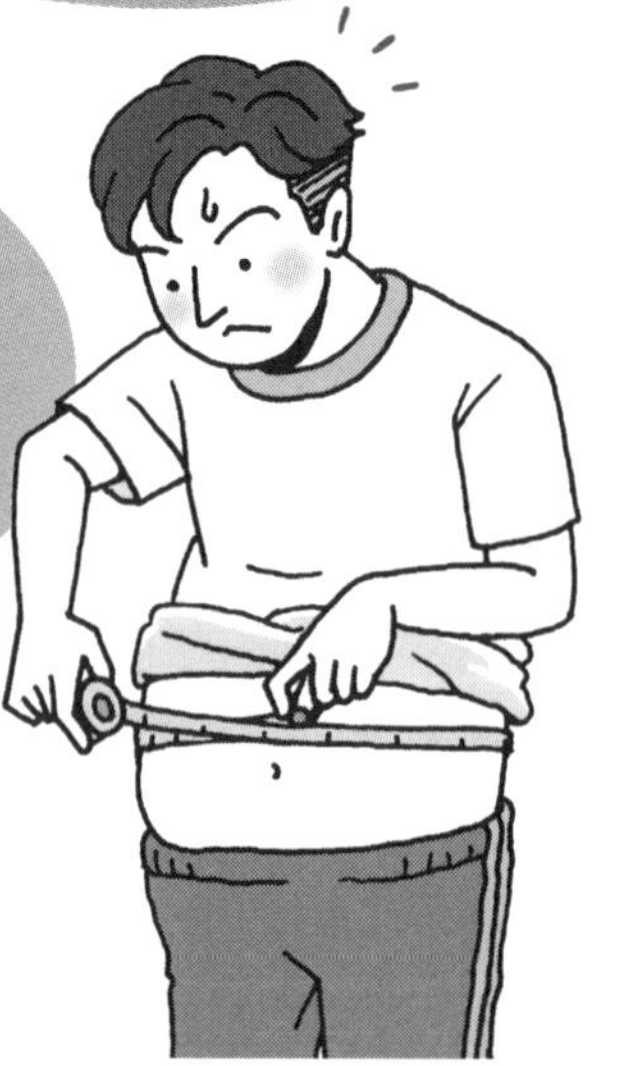

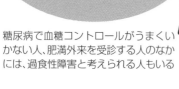

糖尿病で血糖コントロールがうまくいかない人、肥満外来を受診する人のなかには、過食性障害と考えられる人もいる

過体重

過食がみられる摂食障害の特徴

自分では抑えられないむちゃ食いをくり返しているようなら、ただの大食いではなく、病的な状態ととらえられます。

神経性やせ症／神経性過食症の場合

コントロールを失った食べ方をくり返す

「食べたい」という衝動のまま、短時間で大量のものを食べてしまいます。「ここまでにしよう」などと自分でコントロールできません（→P72）。

たびたび起こる

過食が少なくとも週1回、それが3ヵ月以上続いているようなら、病的なものととらえられます。

体重の増加を防ごうとする

過食したあと、体重増加につながらないように嘔吐したり、下剤や利尿剤を乱用して排出しようとしたりします。過剰な運動をしたり、しばらく絶食したりすることもあります。これらを「代償行為」といいます。

体重の上下と自己評価が連動

神経性過食症では「やせていたい」という願望が強くみられます。過食して体重が増えると自己嫌悪感が強まり、それを避けようとして代償行為がひどくなっていきます。

過食性障害でも体重へのこだわりがみられます。代償行為がないぶん体重増加が起こりやすく、自己評価が低くなりがちです。

やめようとしてもやめられない

一般に「過食症」といわれる神経性過食症は、むちゃ食いと嘔吐をくり返す病気です。低体重ではないという点で、過食・排出型の神経性やせ症とは区別されますが、共通点もあります。

過食症の人の多くは「やせたい（太りたくない）」という思いをかかえています。やせようとして始めたダイエットが過食の衝動、むちゃ食いにつながり、太るのを防ぐために吐いたりする代償行為が、事態を悪化させていくパターンが多いのです。

代償行為はないものの、コントロールできない過食が続くなら、過食性障害ととらえられます。

やせのない過食に悩む人は、神経性やせ症の五〜一〇倍にのぼるといわれます。神経性過食症は、若い世代の女性に多くみられますが、過食性障害は男性の患者さんも多いのが特徴のひとつです。

神経性過食症①

食べること、吐くことでストレスを発散する

好きなものを食べるのは、よくあるストレス解消法のひとつともいえます。しかし、神経性過食症（過食症）の過食は、たんなる気晴らしの域を超え、生活を支配するものになりがちです。

よくある「食べすぎ」とどう違う？

「たくさん食べる」という点では、過食症でみられる過食と、よくある食べすぎに違いがあるわけではありません。しかし、違う面もあります。

一般的な食べすぎ

おいしくて止まらなくなるということもあれば、「やけ食い」という言葉があるように、いやなことがあったときに食欲が増すこともあります。

- 好きなもの、おいしいものを食べる。食べることが楽しい
- だれかといっしょに食べ、飲食しながら会話することで楽しんだり、ストレスがやわらいだりする
- たくさん食べたいと思っていても、「今日はやめておこう」「このへんにしておこう」などとコントロールできる

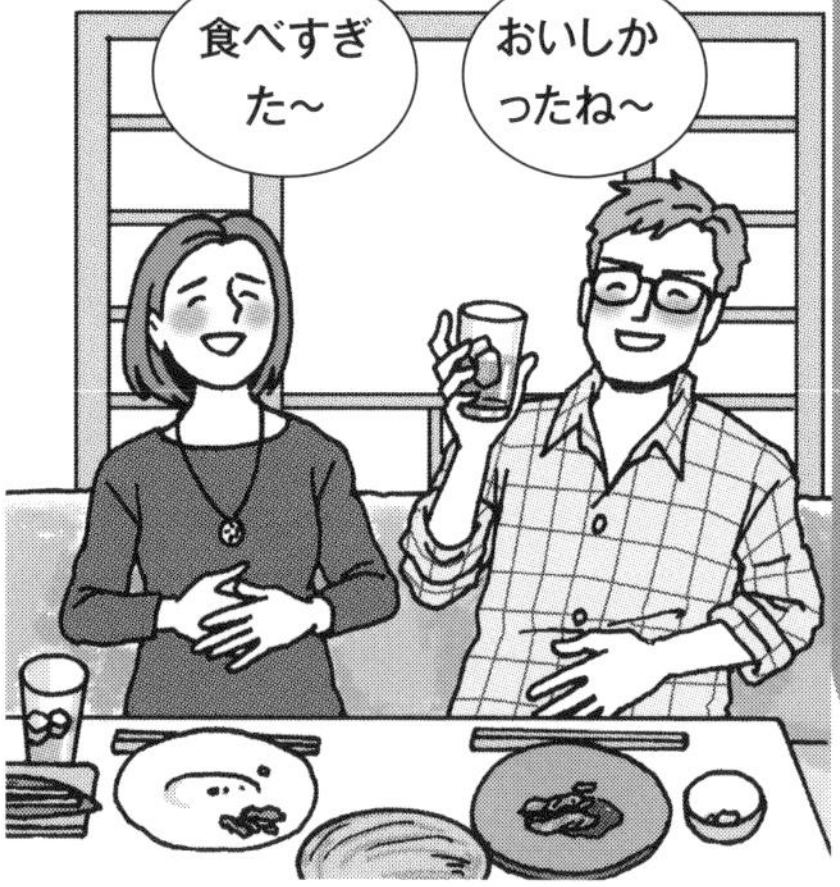

食べすぎた～
おいしかったね～

今日は食べすぎた、飲みすぎたと反省しつつも、満足感がある

過食症のむちゃ食い

「食べたい（吐きたい）」という衝動から、過食が始まります。疲れているときや、心理的なストレスをかかえているとき、家族が不在のとき、なにも予定がない日に起こりやすくなります。

- 甘い菓子や菓子パン、脂っこいものなどが中心。食後の吐きやすさを考え、大量の飲料をとったり、食べる順番を考えたりしている人も
- 文字どおり吐くほどの量を一気におなかに詰め込んでいく。
- 過食し、ときに嘔吐する姿を人に見られたくないから一人で食べる
- 苦しくてもやめられず、食べ尽くし、疲れ果ててやっと終わる

食べたあとは後悔や罪悪感が強い

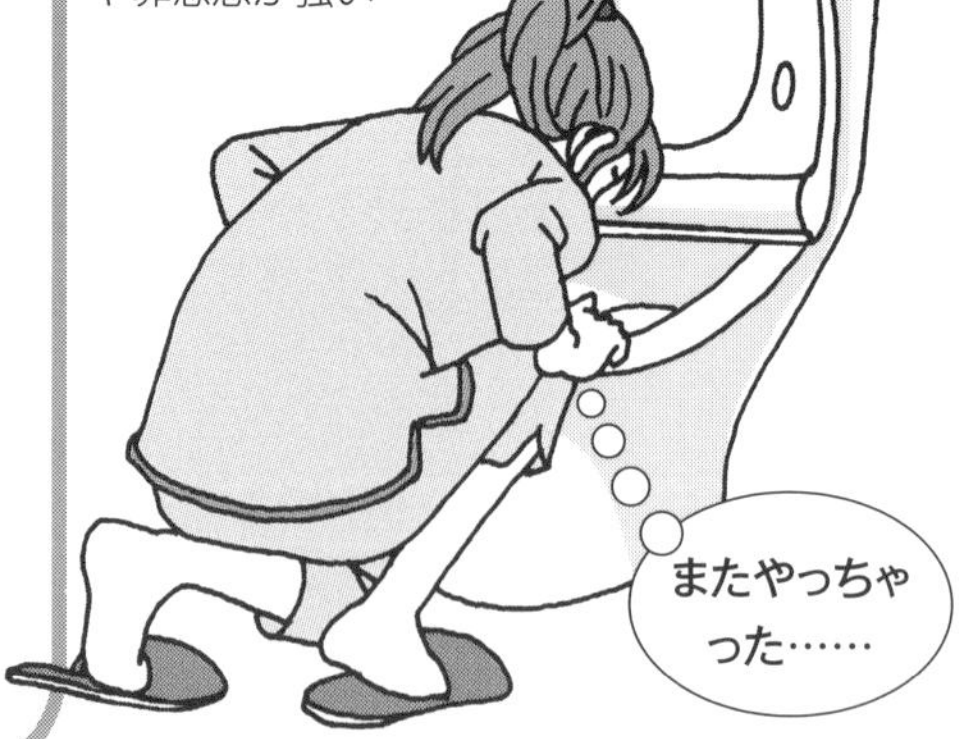

またやっちゃった……

体には大きな負担がかかっている

体重が一定以上ある過食症では、飢餓による影響はみられません。しかし、過食が続くこと、さらには嘔吐や下剤乱用などの代償行為が、深刻な問題を引き起こすこともあります。

ひんぱんな嘔吐・下痢による影響

- 深刻なのは低カリウム血症。胃液や腸液が失われ、脱水になることで生じやすくなる。利尿剤を常用しているとさらに進みやすい。その結果、命にかかわる不整脈が起こることも
- 胃液の酸で歯が溶けたり、虫歯になりやすくなったりする。歯肉の炎症が生じたり、食道炎が起こりやすくもなる
- 唾液の分泌が増え、唾液腺が腫れやすくなる
- のどに指を入れて嘔吐を誘発している場合、指や手の甲に歯があたり、変色して固くなることがある（吐きだこ）
- 下剤乱用による腹痛、ひんぱんなトイレ通いによる生活上の制限、痔、脱水など

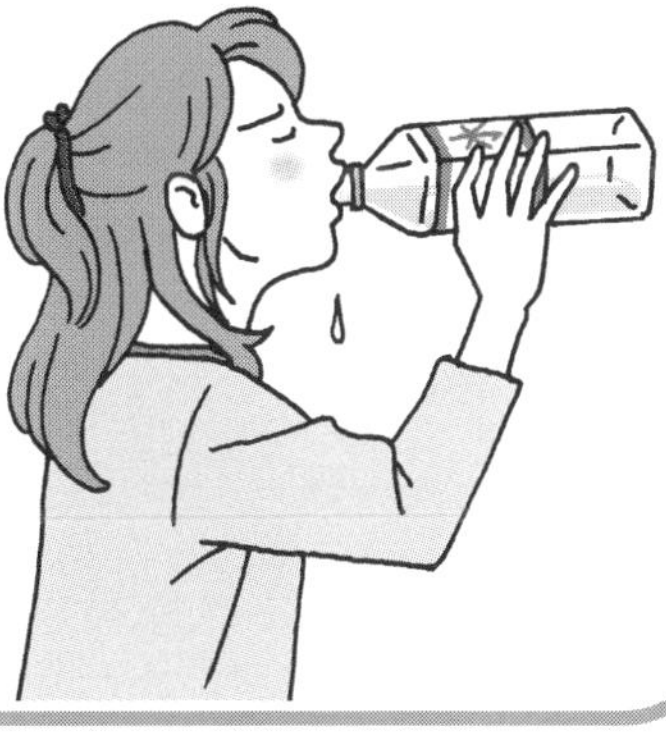

過食そのものの影響

- 脂肪肝や急性膵炎、唾液腺の腫れ、まれに胃拡張
- 代償行為なしの場合は肥満

嘔吐直後の歯磨きは避ける

嘔吐の直後は歯の表面が胃液の酸で溶けて傷つきやすくなっているので、水でうがいするだけに。歯磨きは30分以上たってから、やわらかい毛のブラシと研磨剤を含まない歯磨き剤を使ってするのが、歯を守るポイントです。

嘔吐後は水分+塩分を補給

低カリウム血症は、脱水により体内でナトリウムが不足し、腎臓でナトリウムの再吸収が優先されるかわりにカリウムの排出量が増えることで生じます。補充すべきはナトリウム、つまり塩分です。吐いた分の水分とともに、塩昆布などで塩分補給を。

気晴らしの方法がさらなるストレスのもとに

やせも過食も、現実の問題から逃れる手段という点は同じです。やせが進むといやなことを感じにくくなるように、むちゃ食いしている最中は、いやなことを忘れられます。また、過食後の嘔吐は、通常、体重増加を防ぐ目的で始まりますが、「吐くと気分がいい」と、吐くことが目的になっていくこともあります。

過食も嘔吐も、気晴らしの方法ではありますが、くり返していれば、体には負担がかかります。結果的に、さらなる心身のストレスのもとになりやすいのです。

神経性過食症②

周囲に気づかれないまま悩みを深めていきやすい

目立った体重減少はなく、また本人が自分の行動を隠そうとしていることもあり、神経性過食症（過食症）はまわりに気づかれないまま悪化していく例が少なくありません。

過食症で起こりやすいこと

過食や嘔吐のくり返しは、体に負担がかかるだけでなく、本人の心の負担にもなっています。頻度が高まれば、生活にも影響が現れやすくなります。

自己否定感

過食後は後悔や自責の念にさいなまれ、「もうしない」と強く思っていても、また過食せずにはいられなくなります。そんな自分を嫌い、自分を否定する気持ちが生まれやすくなります。

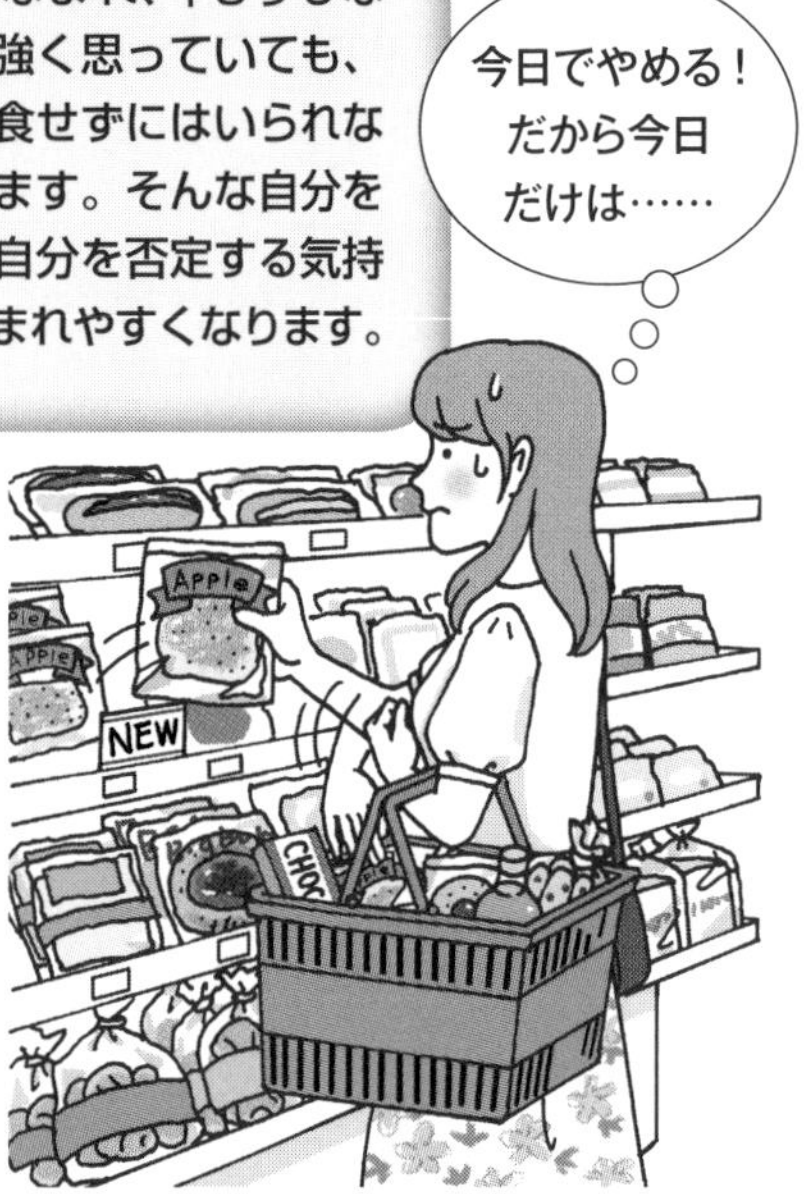
今日でやめる！
だから今日
だけは……
Apple
NEW

孤立化

だれかといっしょに食事を楽しむということがしにくくなります。毎夜のように過食するので日中は食べない、食べ出したら止まらず、人が変わったように食べ続ける姿を見られたくないから会食の誘いは断る、家族とも食事の時間をずらすなどということが続くうち、学校や職場などで孤立したり、家族との関係もよそよそしくなったりしがちです。

金銭面の悩み

大量の食料品を用意するにはお金がかかります。ひと月に何十万円もの過食費用がかかり、家族を巻き込む問題になることも少なくありません。

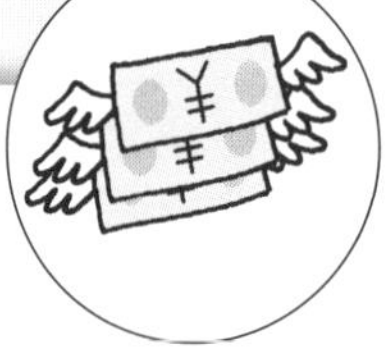

生活の質の低下

食べること、吐くことを中心にした生活のパターンができあがり、そこから抜け出しにくくなっていくこともあります。

ほかのことを楽しむ余裕がなくなっていく

過食や嘔吐がもたらす解放感は、一時的なものにすぎません。そればかりに頼っていると、エスカレートしやすくなります。はじめのうちは家族が不在のときや、なにも予定がないときだけだったのが、一日をしめくくる儀式のようなものになり、過食・嘔吐をしないと眠れないという状況に陥っていくこともあります。

過食や嘔吐のあと、後悔や自責の念にさいなまれながらも、「次」に備え、なにを食べるか、購入費をどう工面しようか、いつ吐けるかなどと考えずにはいられません。頭のなかは食べること、吐くことでいっぱいで、それ以外のことを考えたり、楽しんだりする余裕がなくなっていきます。

そんな自分に嫌気がさし、うつうつとした気分が強まっていくようなら、そこから抜け出す方法を考えていきましょう。

抜け出すために必要なこと

過食症に対して「本当に病気なのか」「意志が弱いだけではないか」と疑問をもつ人も少なくないようです。しかし、意志の力だけでやめられるものではありません。

習慣化する要因を知り、対策を練る

過食や嘔吐が習慣化していくきっかけや、本人が体験してきたことは変えようがありません。しかし、変えていけることもあります。症状出現の引き金をひかないためにできることを考えていきましょう。

▼症状の裏にあるもの

直接の引き金：空腹感が強かった／いやな気分だった／疲れていた

↑

くり返す要因：ストレスが大きい環境／生活リズムの乱れ／気晴らしの方法が少ない

↑

発症のきっかけ：挫折体験や生活の変化

↑

背景となるもの：過去の体験／本人の性格／生活上の問題／家族の問題

専門家の助けを借りる

過食症の診療は、主に心療内科でおこなわれています。心理師（心理士）によるカウンセリングが有効なこともあります（→P84）。下記のような場合は、医療機関で相談を。

- ●過食や嘔吐の頻度が高い
- ●うつ、パニックなどの精神症状が強い
- ●自殺願望が強い　など

過食をやめるには①

吐く、出す習慣が「次の過食」を呼び込む

むちゃ食いしたい、嘔吐したいという衝動にあらがうのは難しいもの。過食をやめようとするより、過食の衝動を起こりにくくするにはどうすればよいかを知り、実行していくのが得策です。

過食が続く悪循環

過食の症状の現れ方には、一定のサイクルがあります。その流れを断ち切る方法を考えていきましょう。

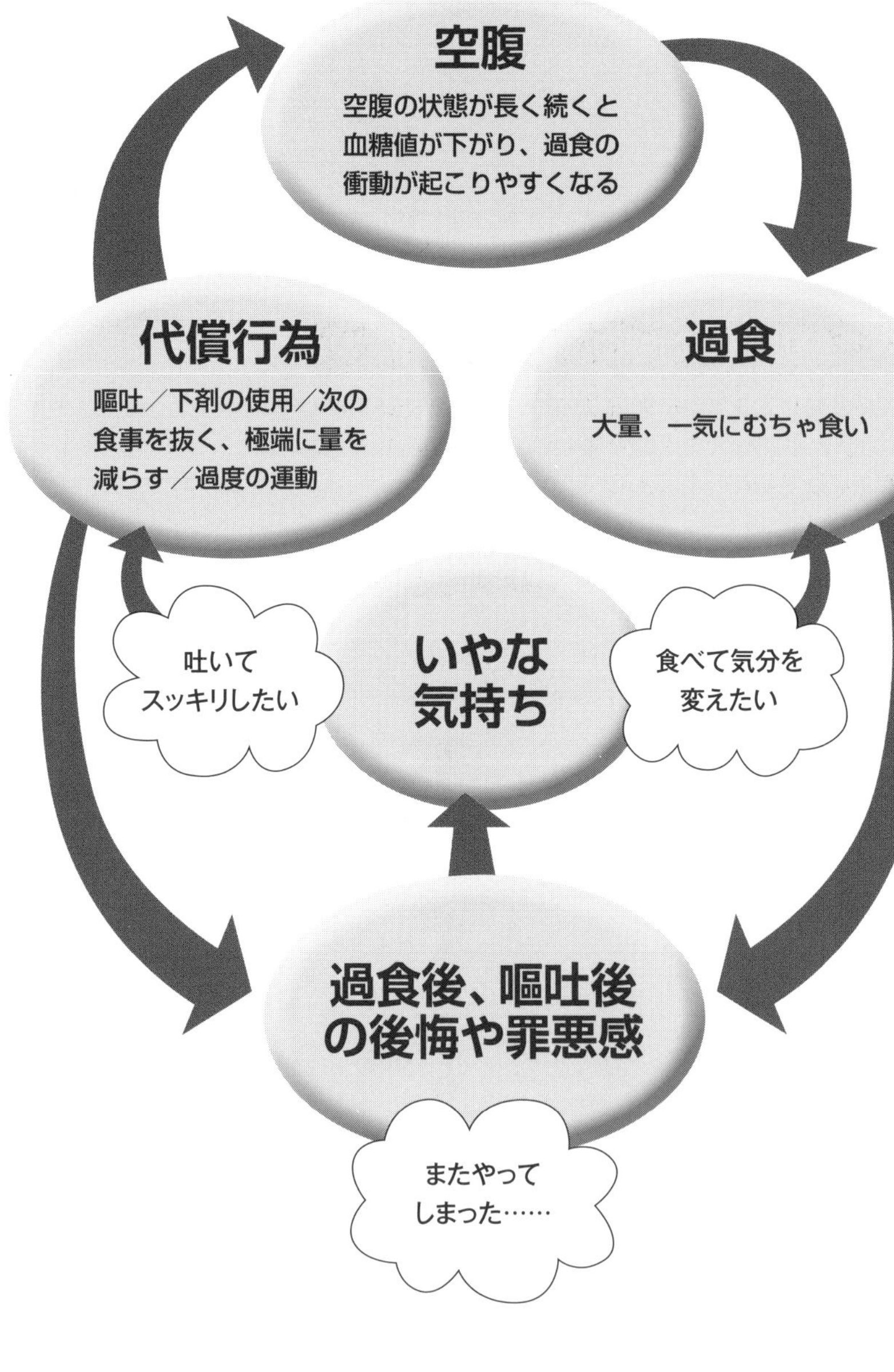

空腹
空腹の状態が長く続くと血糖値が下がり、過食の衝動が起こりやすくなる
過食
大量、一気にむちゃ食い
食べて気分を変えたい
いやな気持ち
吐いてスッキリしたい
代償行為
嘔吐／下剤の使用／次の食事を抜く、極端に量を減らす／過度の運動
過食後、嘔吐後の後悔や罪悪感
またやってしまった……

〈対策1〉

「三食+間食しっかり」がブレーキになる

過食後も絶食はせず、1日3回、決まった時間に食事をとり、間食も決まった時間にとるようにしましょう。

決まった食事の時間を守るようにしていると、生活のリズムが整いやすくなります。それが過食を起こりにくくするブレーキになります。

▼食事の回数が減ると過食しやすい

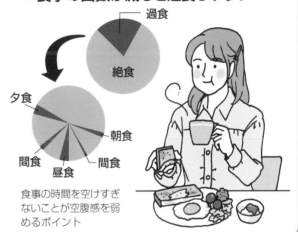

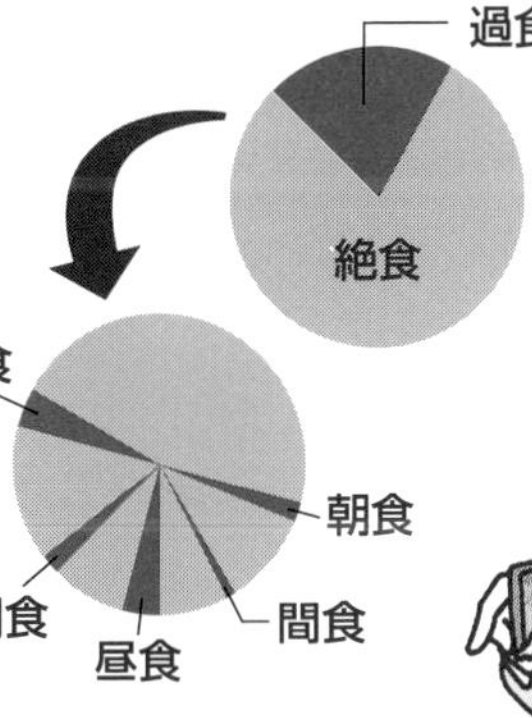

食事の時間を空けすぎないことが空腹感を弱めるポイント

〈対策2〉

引き金になる「いやな気持ち」への対処法を増やす

→P78

適正な体重を受け入れることは必要

過食をやめるうえで、まず強調しておきたいのは「飢餓がおさまらないかぎり、過食の衝動は起こり続ける」という点です。過食・排出型の神経性やせ症だけでなく、低体重はない場合もそれは同じです。

夜遅くまで食べたり、吐いたりをくり返していると、朝になってもなかなか起きられません。朝食を抜き、昼もろくに食べずに絶食の状態のまま夜を迎える頃には、体は軽い飢餓の状態になっており、また過食しやすくなります。これを避けるには、過食したあとも起床時間、食事の時間は守ることが重要です。

過食後も食事を抜かずに食べていたら、どんどん太るのではないかと思うかもしれませんが、そんなことはありません。規則正しい食事を続けていれば、一定の体重で落ち着きます。「やせていたい」という思いはなかなか消えないかもしれませんが、自分の身長や年齢に見合った適正な体重を受け入れることも、過食をやめるうえでは大切なポイントです。

困りごとへの対処法の幅を広げていく

神経性過食症（過食症）や過食性障害でみられる過食は「いやな気持ち」への対処法となっていることが多いもの。困っても別の方法で対処できるように、工夫していきましょう。

起こりやすい状況をつかもう

より具体的な対策を考えていくうえで有効なのが、自分の日々の過ごし方や症状の出方を記録し、過食や嘔吐が起こる状況を把握する「症状モニタリング」です。

記録するのは起床時間、食事時間、症状、主な出来事、就寝時間、過食用の食品の購入金額など

▼工夫の余地を探そう
●食べものの買い置き、作り置きを減らす
●空腹時の買いものは避ける
●食品購入費の上限を決めるなど

▼症状モニタリングの記入例

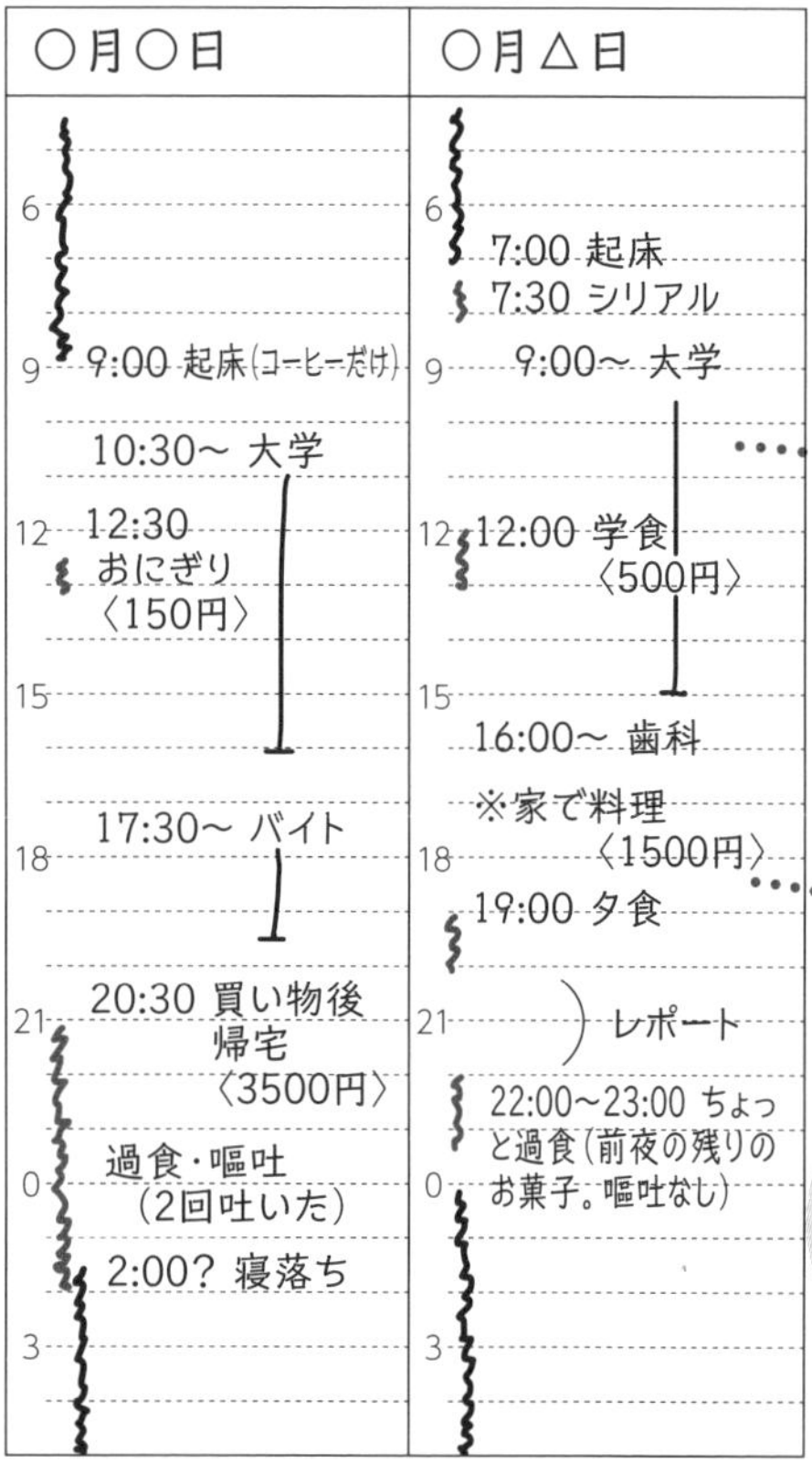

○月○日
9:00 起床（コーヒーだけ）
10:30〜 大学
12:30 おにぎり〈150円〉
17:30〜 バイト
20:30 買い物後帰宅〈3500円〉
過食・嘔吐（2回吐いた）
2:00? 寝落ち
○月△日
7:00 起床
7:30 シリアル
9:00〜 大学
12:00 学食〈500円〉
16:00〜 歯科
※家で料理〈1500円〉
19:00 夕食
レポート
22:00〜23:00 ちょっと過食（前夜の残りのお菓子。嘔吐なし）

「どうにもならない」わけではない

過食や嘔吐で気晴らしをしたくなるときの「いやな気持ち」は、自分では「どうにもならない」と感じている状況で生まれやすくなります。

しかし、どうにもならないわけでもなさそうです。症状が強い日、弱い日をくらべると、食事の間隔や睡眠時間、買いものの金額など、「自分でどうにかできること」と症状の関連がみえてくるでしょう。いやな気持ちになりやすい状況を知り、変えられるところは変えていきましょう。

同時に、食べる、吐く以外の気持ちのなだめ方を探すことも症状の軽減につながります。

「いやな気持ち」をなんとかしよう！

過食や嘔吐は「いやな気持ち」を解消する手っ取り早い手段になっている場合、「いやな気持ち」に対処する、適切な方法を身につけていくことが必要です。

ストレスに気づく

まずは、いやな気持ちを生み出すストレス、なにをいやと感じているのかを意識することが大事です。

はたから見ればトラブルとは思えないようなやりとりでも、失敗した、嫌われてしまったなどと落ち込み、いやな気持ちになっていく人が少なくありません。ものごとのとらえ方を変えると、いやな気持ちが発生しにくくなるかもしれません。認知行動療法などを試してみるのもよいでしょう(→P84)。

断り上手、頼み上手になる

「困ったなあ」というとき、「自分ががまんすればいい」「自分が悪いのだからしかたない」と、困った顔をみせないで無理をしていると、いやな気持ちが生まれやすくなります。

「ひたすらがんばる」だけでなく、優先順位をつけて、できないことは断る、やめる、人に頼めるようになるとよいでしょう。

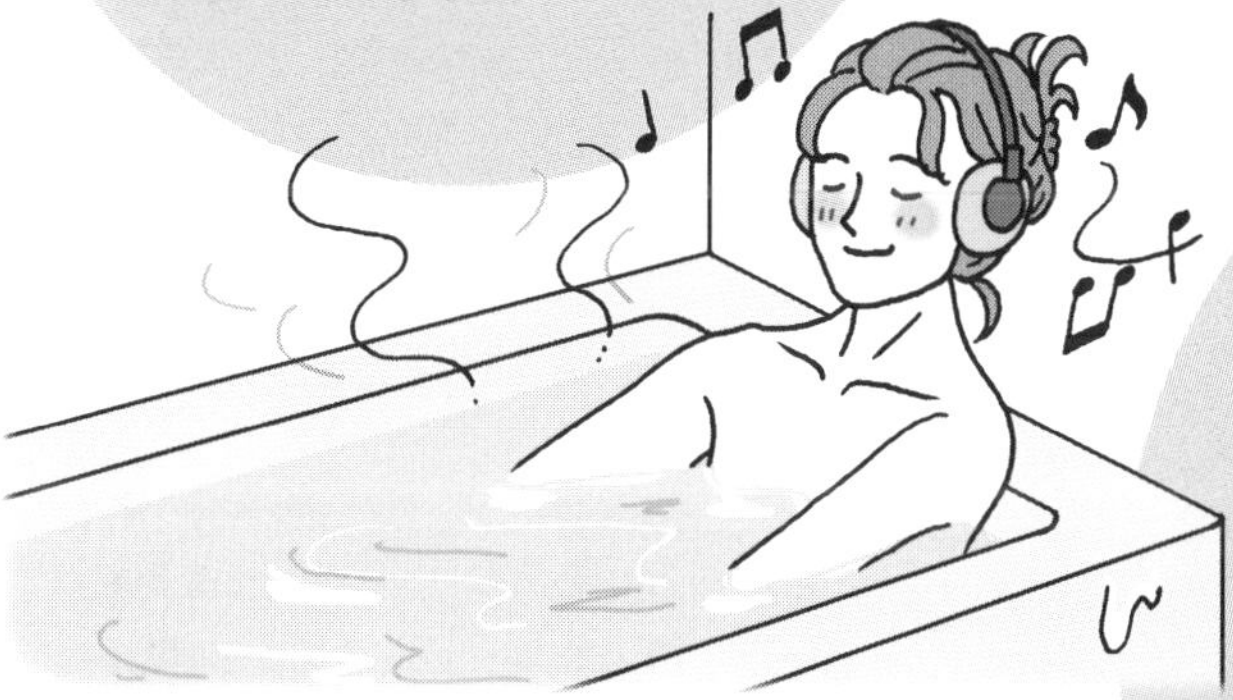

いやな気持ちを軽くする方法を見つける

友だちや家族に相談する、親しい人にハグしてもらうなどで、肩の荷が下りることもあります。

早く寝る、軽く体を動かす、入浴する、癒やし、あるいは励みになるような音楽、動画のリストを作っておく、マッサージを受ける、自分の体の手入れをするなど、いろいろ試していきましょう。

実践のポイント

- 気晴らしの方法に向いているのは、緊張せずにできること
- 複数のプランを用意し、試す順番も決めておく。人の力を借りる方法を実践できるかは相手の状況しだい。最終プランはひとりでできる方法にしておく

どんなタイプも「自信」が支えになる

過食に悩む人の多くは、「自信がない」と言います。自信がないと、いやな気持ちが生まれやすくなります。では、どうすれば自信は育つのでしょうか？

症状のかげにあるもの

過食や嘔吐をまねくいやな気持ちは、失敗やトラブルがあると生じやすいもの。失敗続きで自信を失くすこともありますが、そもそも自信のなさが、「これでいい」という実感を持ちにくくしている面もあります。

過食や嘔吐

↑

いやな気持ち

↑

すべてうまくいく、完璧にできることはなかなかないのが現実。そのたびにいらだったり、落ち込んだりする

●完璧でなければ価値がない、愛されない、嫌われてしまう

●失敗は許されない。完璧でなければ、失敗したと同じ

↑

過食症の人に多い傾向

人に嫌われたくない。本当はいやでも「いや」と言えない

摂食障害全般にみられる傾向

完璧主義、ものごとを0か100かで判断する考え方、不安の強さなど、神経性やせ症とも共通する傾向 （→P19）

完璧さを求めると自信はつきにくい

摂食障害のかげにはしばしば自信のなさが隠れています。低体重の間は自覚しにくいものの、やせのない神経性過食症や過食性障害では自分のダメなところに目が向きがちです。自分をコントロールできない体験を重ね、さらに自信を失っていくことも多いのです。

どんなタイプであれ、摂食障害になる人は「完璧であること」を強く求める傾向がみられます。しかし、たいていのことは完璧にはいかないものです。七割達成されれば十分と考え、「それでもなんとかなった」という経験を重ねることが自信につながり、回復を支える力になるでしょう。

自分で自分の自信を育てるために必要なこと

自信の根っこにある自己肯定感は、ありのままの自分を受け入れてもらえる体験によって育まれます。しかし、自信のなさゆえに、人との親密な関係を保ちにくい面もあります。

だからこそ、自分で自分を受け入れ、そのうえで行動していくことが大切です。

①自分を知り、短所も含めて受け入れる

②自分に正直に、自分の判断で行動する。行動しない、あるいは人の指図に従った行動だけでは自己効力感は育たない

③失敗を恐れない。うまくいった経験より、さらにより大きな自信につながるのは、失敗してもなんとかなったという経験

④考え方のクセに気づく

⑤嫌われると思い込まず、人に自分の気持ちや考えを伝えてみる。頼られればうれしいという人も多い。頼れる先が増えると自分を肯定しやすくなる

「自信」の成り立ちは2段階

自信は2つの要素から成り立っていると考えられます。根っこにあるのは自己肯定感。そこに自己効力感が上積みされて、強い自信となっていきます。どちらが弱くても、「自信のなさ」につながります。

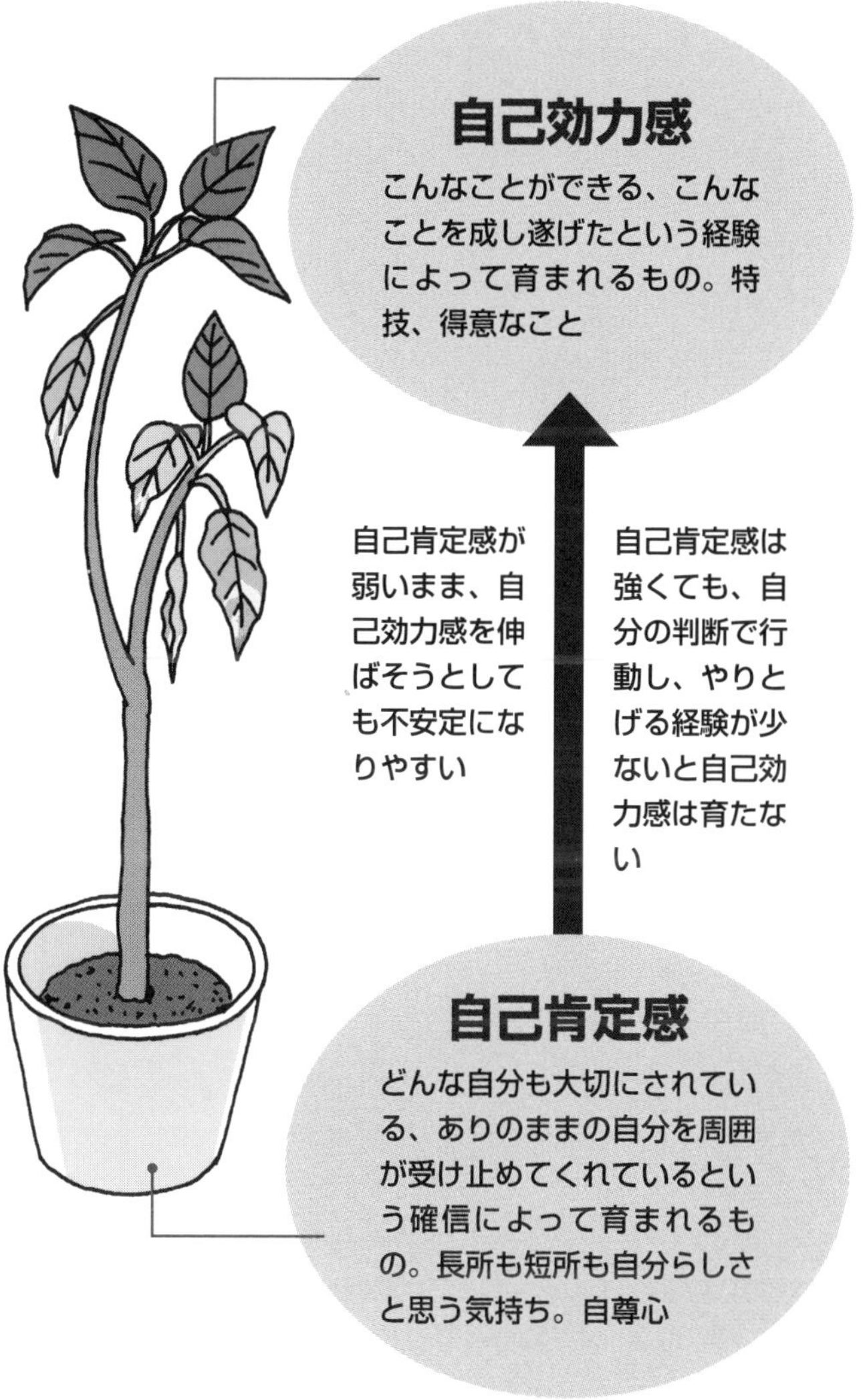
自己効力感
こんなことができる、こんなことを成し遂げたという経験によって育まれるもの。特技、得意なこと
自己肯定感が弱いまま、自己効力感を伸ばそうとしても不安定になりやすい
自己肯定感は強くても、自分の判断で行動し、やりとげる経験が少ないと自己効力感は育たない
自己肯定感
どんな自分も大切にされている、ありのままの自分を周囲が受け止めてくれているという確信によって育まれるもの。長所も短所も自分らしさと思う気持ち。自尊心

やめられない人へ

減ればいい、たまにはいいと割り切るのも一法

過食や嘔吐の習慣が長く続いている場合、いきなり「症状ゼロ」を目指すより、回数が減ればいい、たまに症状が出てもいいというくらいの気持ちで対策を考えていくのがよいでしょう。

「回復のゴール」はひとつではない

低体重はなく、問題は過食や、嘔吐などの代償行為だけという場合、「回復した」といえる状態はいくつかの段階があります。

以前にくらべ、過食の量や回数、代償行為が減っている

症状には「心の安定剤」という側面もあります。いきなり手放そうとして、かえって問題が大きくなるおそれもあります。以前より回数や量が減っていれば、まずはよしとしましょう。

生活面に及ぼす影響が減る

症状が減れば、生活に及ぼす影響も減っていきます。

- 食品の購入費は、決めた範囲内でおさまっている
- すぐに吐かず、しばらくがまんできるようになった
- 身体的な問題が生じていない

ストレスに対処しながら生きる力がつけば、症状を手放していける

症状がほとんど出なくなった

症状に変わる心の支えができ、症状に頼ることなくストレスに対処していけるようになれば、結果的に症状はなくなっていくでしょう。

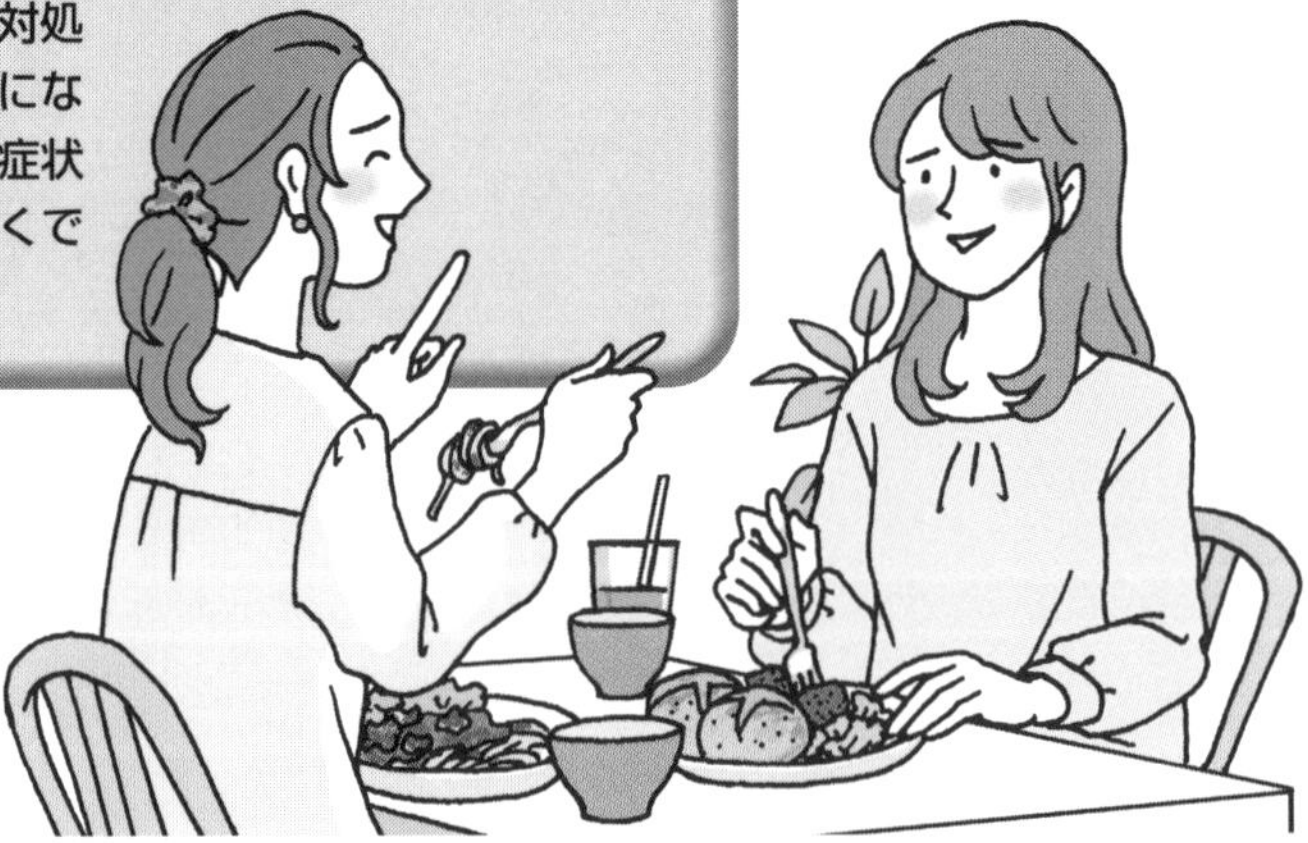

友だちと食事をしながら愚痴を言えるようになれば、十分に回復したといえる

歩み出すために必要なこと

P76～81の取り組みに加え、下記のことを試してみましょう。

変化を起こす

生活のパターンが決まりきったものになっているなら、そこを変えていきましょう。高すぎる目標は立てず、やれることからやってみるのがポイントです。

- ★趣味の活動、ボランティアの活動に参加するなど、気軽にできそうな「新しいこと」を始めてみよう
- ★自助グループに参加してみるのもよい
- ★受診したことがなければ、医療機関で相談してみる
- ★アルバイトを始めてみる
- ★できそうなら、友だちに連絡をしてみる

「自分に合った生き方」を選ぶ

それまでの生活に無理があって発症したのなら、もとの状態に戻ろうとすることは回復につながりません。今まで思い描いてきた「理想の姿」とは違っていても、無理なく生きられる環境、学校や職場、生活のパターンを選ぶことも大切です。

高い目標より現実的な折り合いを

過食の症状があっても、低体重のままなら神経性やせ症です。やせに逃げ込まなくても安心して過ごせる環境を整えていくことが、症状の軽減につながります（→第3章）。

低体重の問題がない場合は、症状を減らすことが当面の目標です。摂食障害になりやすい人は中庸が苦手です。「症状をゼロにする」と高い目標をかかげ、「それができない自分はダメ」と自己否定感を強める人が多いのです。慣れ親しんだ気晴らしの方法を手放すのは簡単ではありません。「たまに症状が出ても、生活が支配されるほどでなければいい」と割り切り、自分を許す気持ちも大切です。

症状をゼロにしなければならないというあせりや罪悪感が減ると、逆に症状をコントロールしやすくなることもあります。多少症状はありながらも、学んだり働いたり、結婚や出産などを経験している人は少なくありません。

COLUMN

低体重のない摂食障害には「心の治療」も効果的

カウンセリングが役立つことも

　かかえきれないストレスを対処するために、食べる、吐く、やせるなどの方法をとった結果として発症するのが摂食障害です。より適切なかたちでストレスに対処する力をつけていくために、心理師（心理士）などの専門家によるカウンセリングを受けてみるのも一法です。

　カウンセリングは心理療法（精神療法）とも呼ばれます。低体重が続いている間は飢餓の影響が強く、カウンセリングを受けても気づきは得にくいのですが、体重が戻ってきたあとや、そもそも低体重の問題がない場合は、回復に役立つ可能性があります。

　心理療法にはいくつかの進め方がありますが、摂食障害によく用いられるのは認知行動療法で、神経性過食症には保険適用も認められています。過食や嘔吐に結びつきやすい、いやな気持ちがなぜ生まれるのかを学び、悪循環を断ち切る方法を探っていきます。

　医師による診療時間内では、十分なカウンセリングを実施できないこともあります。医療機関で専門機関を紹介してもらったり、学生の場合は学生相談室などを利用したりするとよいでしょう。

▼認知行動療法の概略

　同じ出来事でも、受け止め方、考え方（認知）が変われば、気持ちも変わります。気持ちが変わると行動も変えやすくなります。

　いやな気持ちのもとには、考え方のクセ、思い込みが関係していることが多いもの。自分の思い込みに気づき、多様なとらえ方をする練習を重ねていきます。

第5章

家族の悩みが深いとき

家族の支えは、摂食障害から回復する大きな力になります。
しかし、どのように働きかけても本人の回復には結びつかない、
どうすればよいのかわからないと、途方に暮れている人も多いでしょう。
回復には時間がかかるものです。
あせらず、あせらせず、なにができるか考えていきましょう。

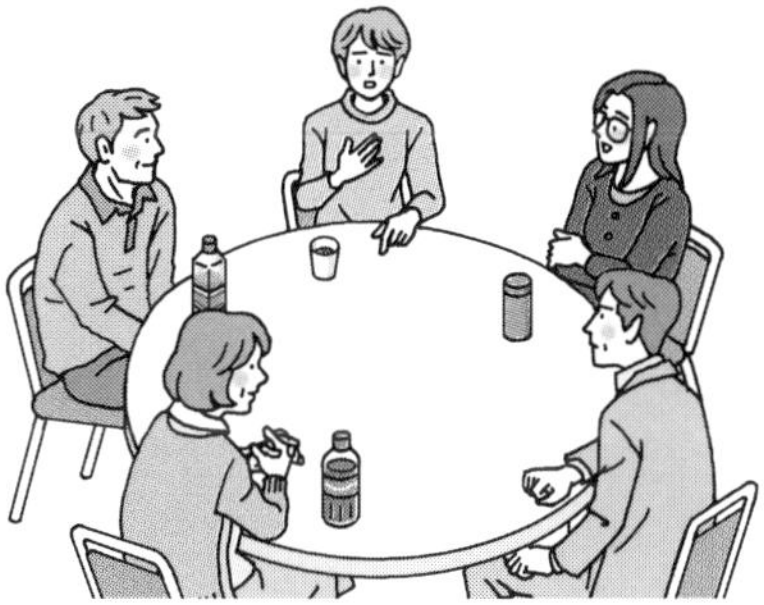

ストーリー⑤
迷ってばかりの「支え手」だけど

一時は入院治療を検討されるほどやせたものの、今は回復傾向にあるAさん。ここに至るまで、家族はどう過ごしてきたのでしょう？　Aさんのお母さんに、日々の様子や思いを語ってもらいました。

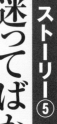

1

Aが神経性やせ症とわかり、病気のことを知ろうとしてきたつもりですが、実際にどう対応すればよいか、迷うことばかりでした。「これなら食べてくれるかも」と手間をかけて用意した食事も拒否されると穏やかな気持ちではいられません。つい、声を荒げてしまうこともありました。

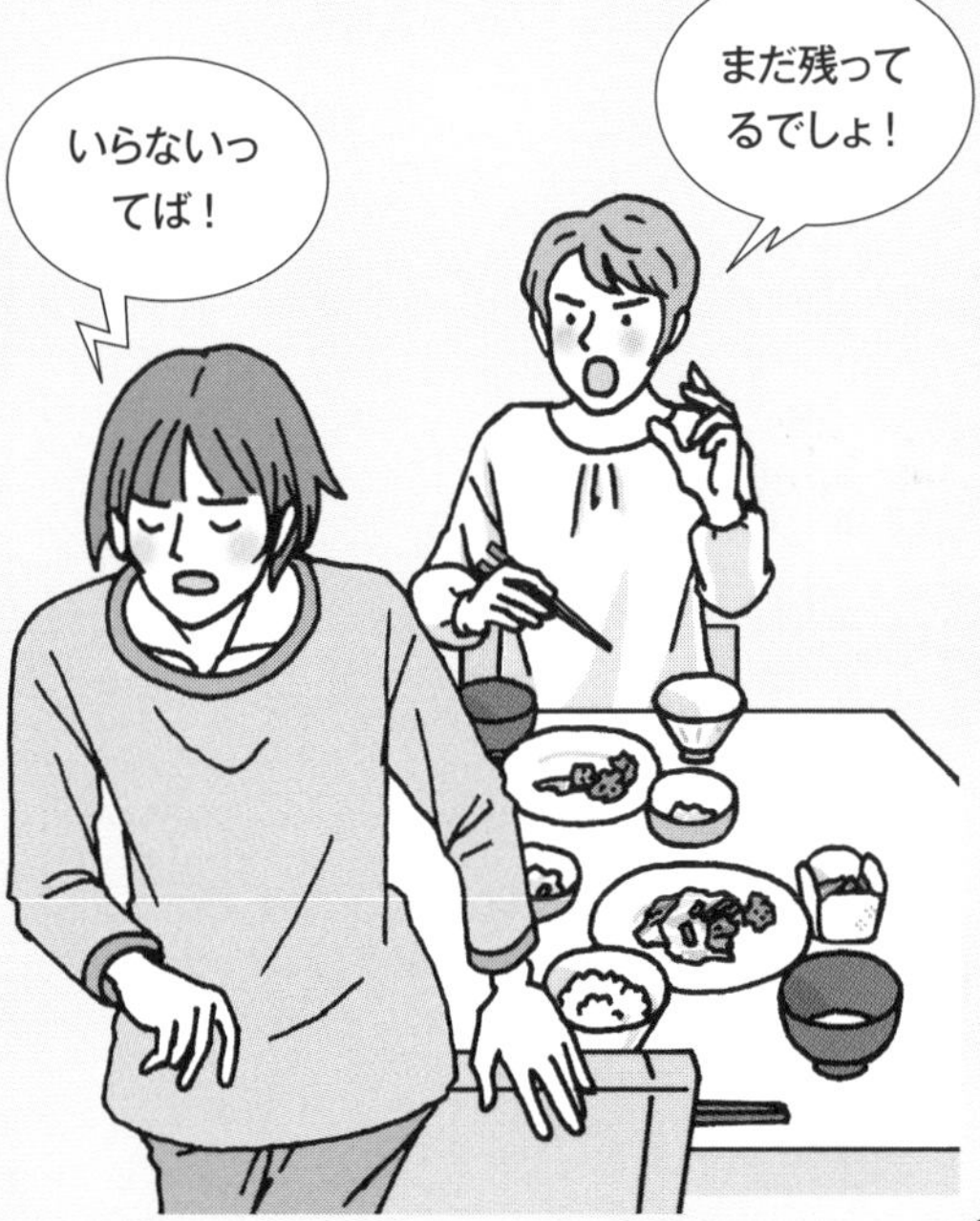
まだ残ってるでしょ！
いらないってば！

2

受診後もなかなか改善がみられず、家族の間で意見が対立することも多くなっていきました。私は家族会にも参加したりして、「こうしたほうがよい」と言われたように対応してきたつもりです。それなのに、夫に「かまいすぎだ」などと言われ、苛立ったり、落ち込んだりすることもありました。

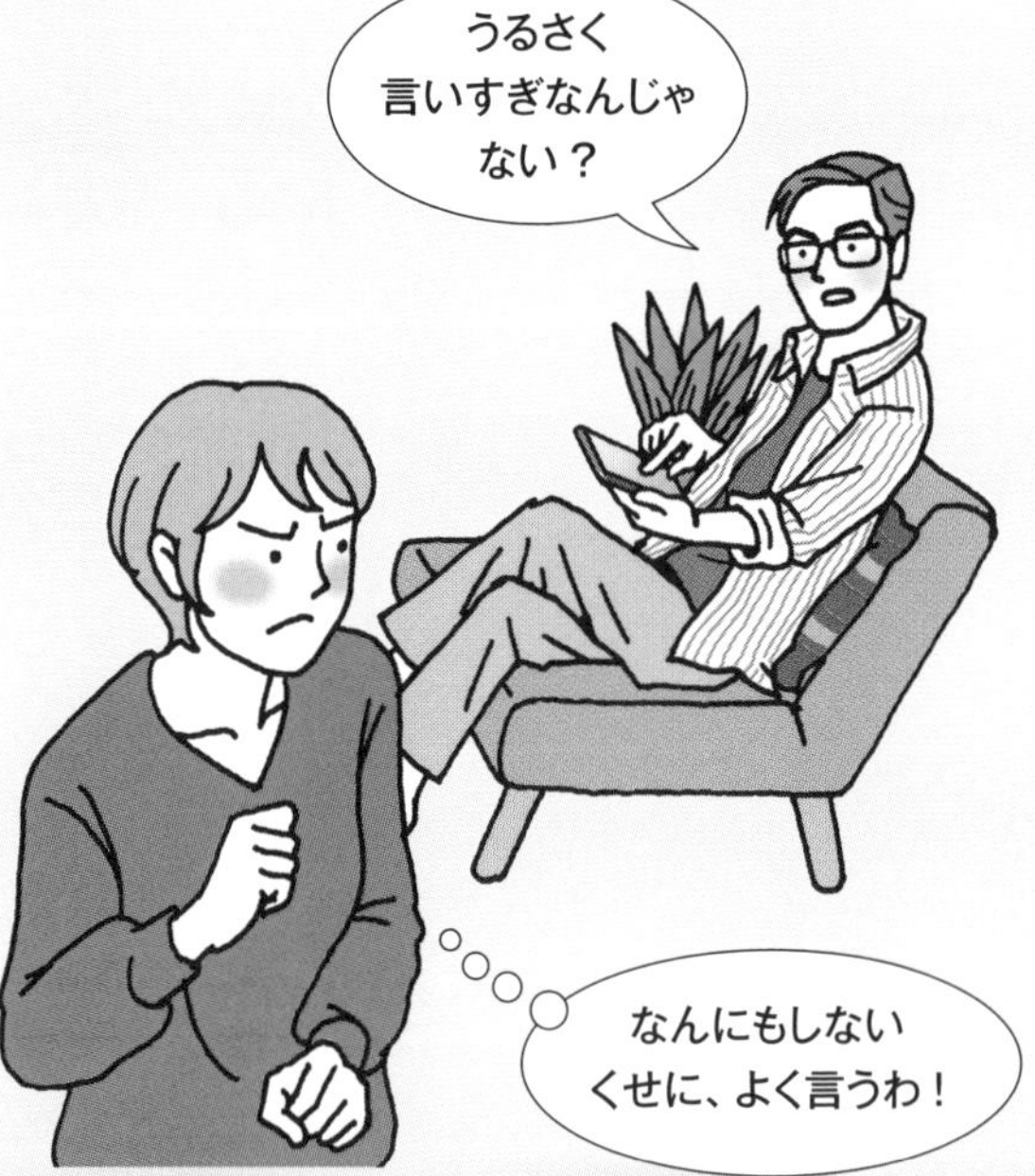
うるさく言いすぎなんじゃない？
なんにもしないくせに、よく言うわ！

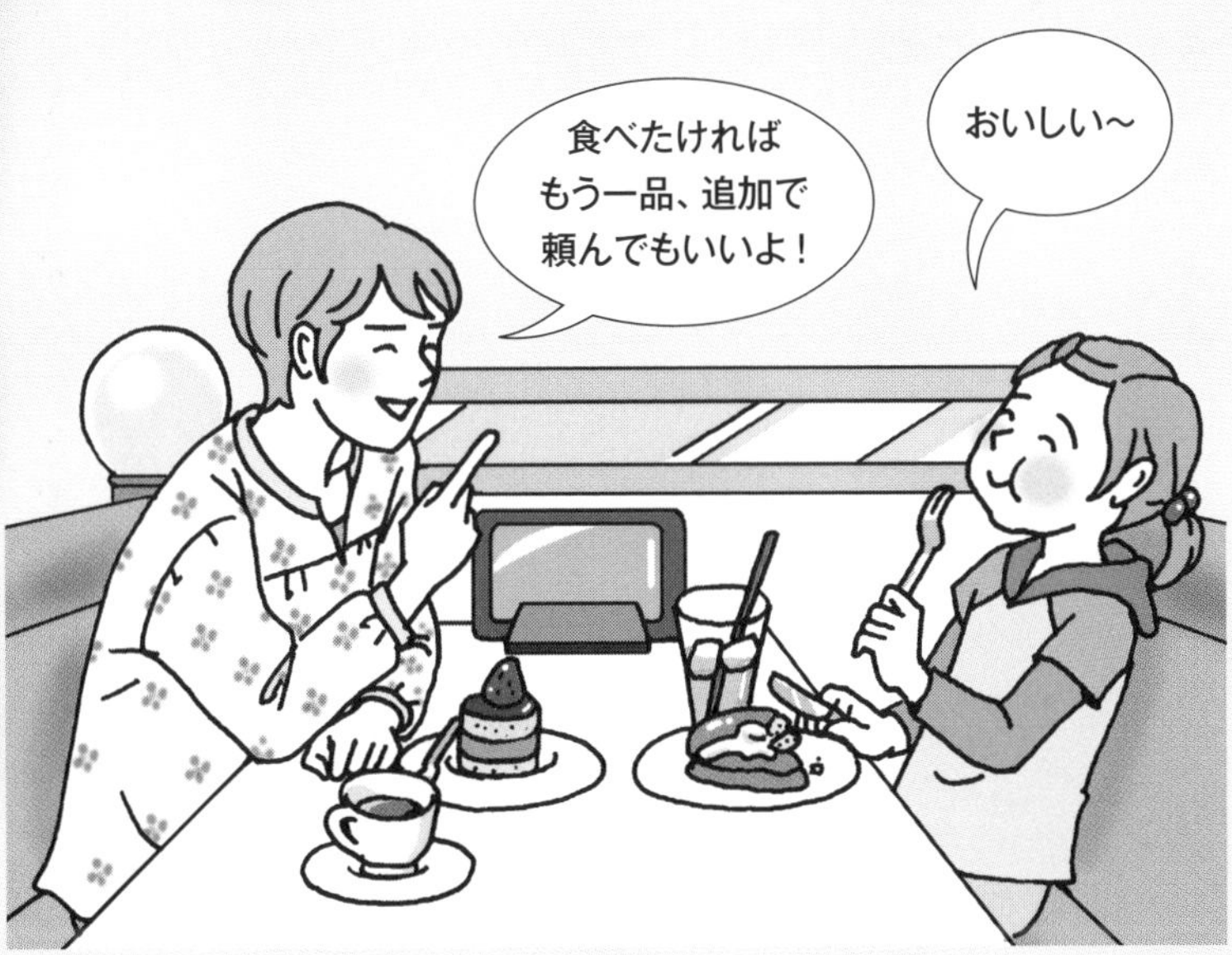
食べたければ
もう一品、追加で
頼んでもいいよ！
おいしい～

3

私たち家族にとっての救いのひとつが、家庭教師のBさんの存在でした。Aの自宅療養中も、Bさんには来てもらっていました。Bさんが来てくれる日は、下の子を連れて外食に出ることもありました。なにかにつけて姉のAを優先してきた日々のなか、下の子だけとゆっくり過ごす時間は貴重なものでした。

4

Aは半年ほど自宅療養を続け、少しずつ回復に向かっていきました。通学再開後も、体重へのこだわりは消えていませんが、この頃は、学校生活の悩みを口にすることもあります。

プレッシャーをかけてきたつもりはないのですが、Aは「『なんでもできるいい子』でいなければ」という思いが強かったようです。いまだ手探りの状態ですが、Aが自分らしい生き方を見つけてくれればいいなあと思いながら、日々を過ごしています。

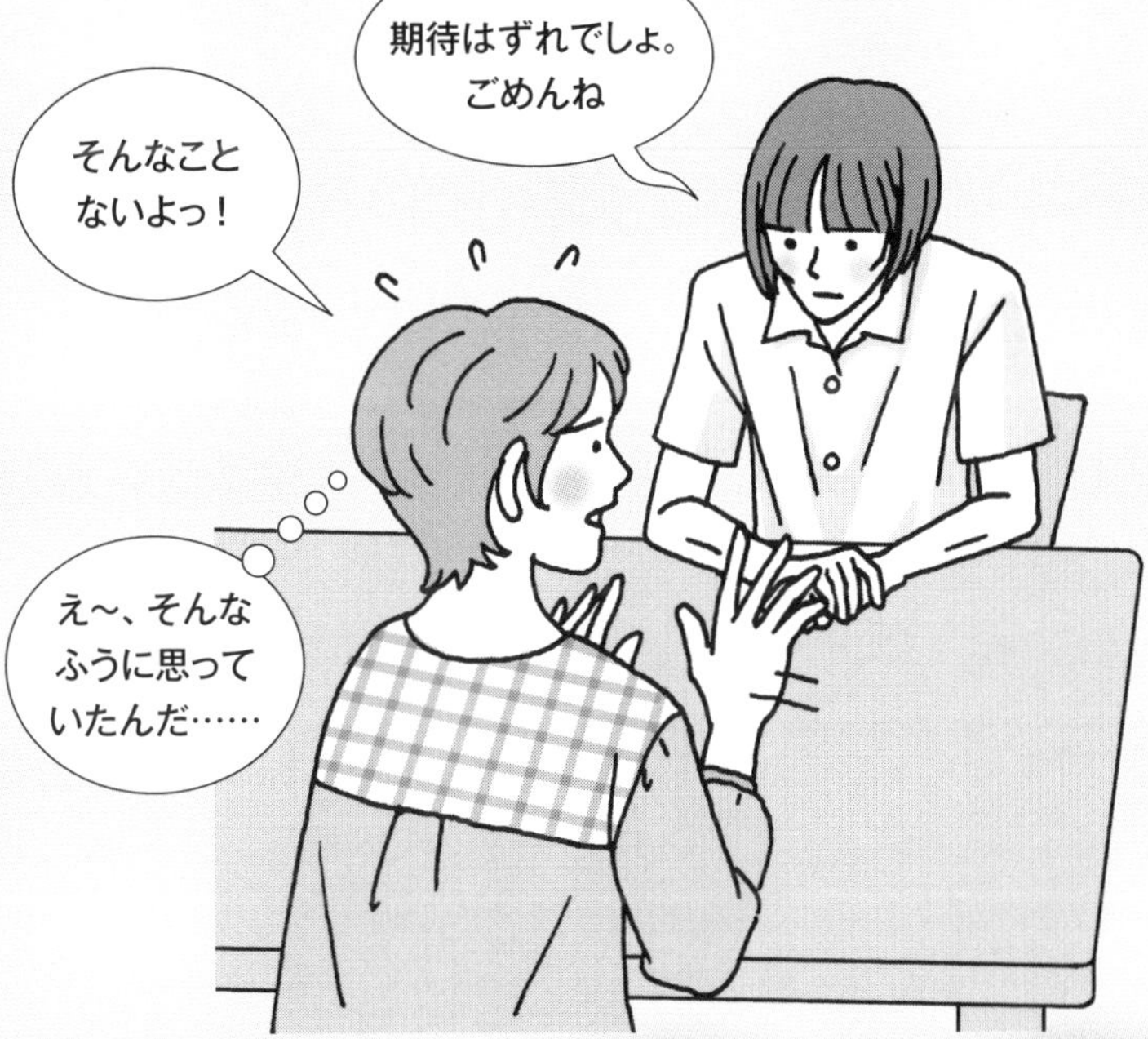
期待はずれでしょ。
ごめんね
そんなこと
ないよっ！
え～、そんな
ふうに思って
いたんだ……

気持ちを切り替える

原因探しより大事なのは、これからの対応

摂食障害の本人のまわりでは、原因探し、犯人探しが始まりやすいもの。しかし、「自分の（だれかの）せい」にしたところで、本人の回復にはつながりません。気持ちの切り替えが必要です。

「家族のせい」で起こる病気ではない

家族が原因で摂食障害になるわけではありません。一方で、回復のしかたには、親をはじめ、周囲のかかわり方が関係してきます。

「発症の原因」ではない

どこの家庭も、それぞれなにかしら問題はあるものです。それが本人のストレスのひとつになっていたとしても、それだけで発症するわけではありません（→P18）。

幼い時期からのかかわり方が、本人の自信のあり方などに影響することはあります。しかしそれも「原因」とはいえません。思うところがあれば、これからの対応にいかしていきましょう。

回復のしかたには影響する

本人が回復していくうえで、家族の支えは重要です。回復を妨げない、促していけるようなかかわり方を心がけていきましょう。

親の思いと子どもの受け止め方はすれ違っていることもあります。子ども本人がどう受け止めてきたか、どのようなかかわり方を望んでいるのか、考えてみることは必要でしょう。

「これまで」のふり返りは「これから」にいかす

発症に至るまでの要因は複雑です。「なにが悪かったのか」と考え、自分や家族のだれかを責める日々が続いている人もいるでしょうが、自他を責めても現状を変える役には立ちません。ただし、これまでの経験をふまえて、これからの対応を考えることは意味があります。

なお、今も続く家族の問題は、本人への対応とは分けて考えていきましょう。たとえば夫婦関係でもめている場合、「子どもの状態が落ち着くまでは離婚しない」という選択は、子どもが親の離婚を望んでいなければ、回復を遅らせる要因になりかねません。

私には
関心がない
んでしょ

私なんて
どうでも
いいくせに

いちいち
口出し
しないで！

見直し＆心がけたいポイント

本人から「こういうところがいや」と言われることもあるでしょう。かかわり方を見直していくうえで、本人がどう受け止めるかという視点をもつのは有用です。

かまわなすぎた？

子育ての時期は親に余裕がないことも多いもの。ほかのきょうだいに手がかかることもあります。

手のかからない「いい子」は、親のたいへんさを察知すると、甘えたい気持ちを抑え、ますます「いい子」になろうとします。だれにも気づかれないまま無理を重ねた結果、「かまってもらえなかった」と思うようになることも。発症して、初めて甘えられるようになることもあります。

➡「無理させていたね、ごめんね」「あなたが大事。大好きだよ」とはっきり伝えよう

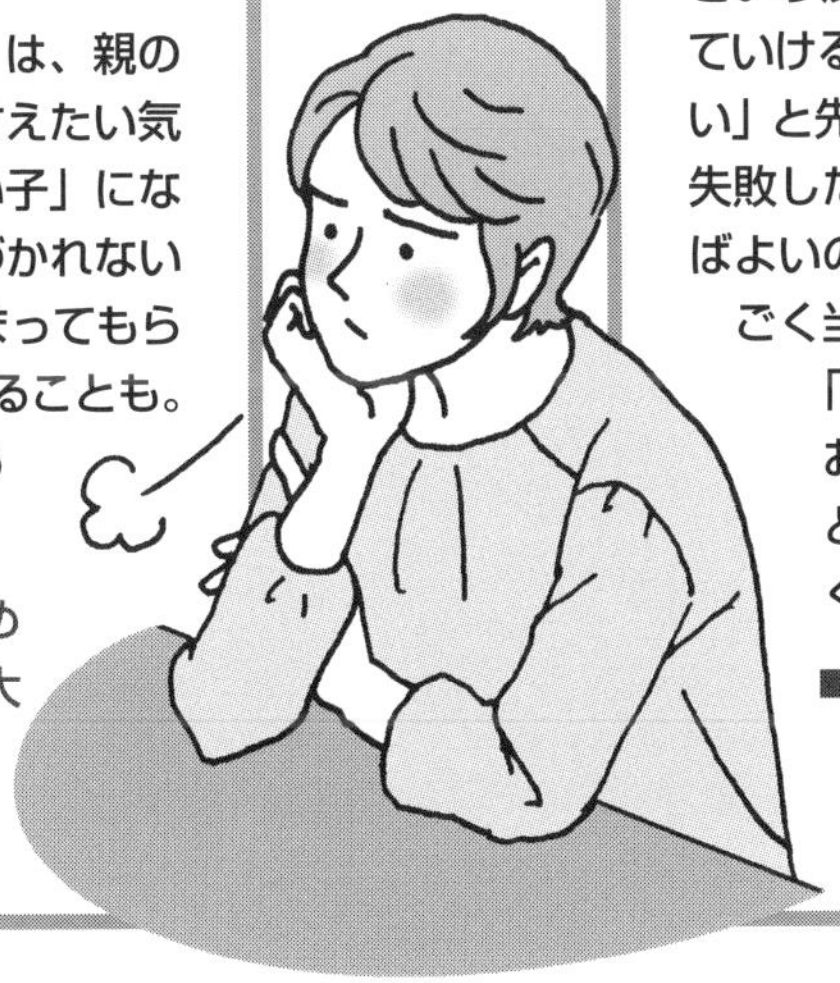

かまいすぎた？

子どもの決断や行動に「こうしたほうがよい」と口を出しすぎたかも……という反省があるなら、少し手を引いていけるとよいでしょう。「失敗させまい」と先回りせず、まずは本人に任せ、失敗したらいっしょに挽回策を考えればよいのです。

ごく当たり前の親の期待を、本人が「絶対こうしなければ」「言うとおりにしないと嫌われる」などと思っていたということも少なくありません。

➡「自分で決めればいい」「必要ならいつでも相談にのる」と伝えていこう

特別な配慮が必要な特性があるのかも

摂食障害を発症する人のなかには、発達障害とされるほどでなくても、さまざまなバランスの悪さがみられることもあります。

発症前には気づかれていないかもしれませんが、発症したからには、特性に配慮した接し方を考えていく必要があります。

鈍感さ
自分の気持ち＝ストレスに関しては鈍感。いやな気持ちを抑え込みやすい

不器用さ
人間関係の暗黙のルールがわからない、こだわりすぎるなど

過敏さ
多くの人にはささいなことにも過剰に不安を感じる。他者からの評価にも敏感

本人との向き合い方①

監視・管理ではなく観察を。説得より対話を

家族は、周囲の人から「（本人を）見守っていて」「（本人に）寄り添ってあげて」などと言われることがあるかもしれません。見守るとは、寄り添うとは、どのようなかかわり方を指しているのでしょう？

寄り添うためには対話が必要

拒否的な態度が続いていても、多くの場合、本人は家族が自分を理解し、寄り添ってくれることを望んでいます。

寄り添うというのは、本人の気持ちを理解し、そのうえで「求められれば支援を惜しまない」という姿勢を保ち続けることです。本人の言動には病気が大きく影響しています。まずは病気について理解し、「健康な本人」の味方になることが必要です（→P51）。

そのうえで対話を重ね、症状で覆い隠されてきた本人がかかえる本当の問題や、悩みに耳を傾けていけるようになれば、回復に向けた大きな力になるでしょう。

意外に難しい「見守る」こと

まずは本人の行動の背景を理解し、そのうえで、小さな変化に気づくためによく見ていこうという姿勢が大切です。

「監視・管理しよう」とすると争いに

見守りを監視ととらえていると、どれだけ食べたか、嘔吐していないか、体重の変化はどれくらいかなど、症状に関することをチェックし、あるべき姿に近づけよう、そこから外れていたら戻そうという管理につながりやすいもの。見守っているつもりが争いのもとに。

「好意的な観察」が、対話の糸口に

摂食障害の症状だけでなく、本人の表情や行動の全体を観察していきましょう。ただ見ているだけでなく、よく見ることが観察です。観察した結果をふまえて、本人に声をかけ、話を聞いてみましょう。

（普段と変わりなければ）
調子はどう？

（気になる変化があれば）
どうした？　無理しているようにみえるけど、なにかあった？

回復の支えになる対話にしていくために

すべて「病気のせい」にしていると、健康な本人の気持ちがみえなくなってしまいます。症状についてではなく、本人の本音を聞くために、対話を重ねていきましょう。

共感することと、巻き込まれることは違う

本人の気持ちを受け止めることは大切ですが、症状に巻き込まれないように注意します。本人といっしょになって落ち込んだりヒートアップしたりする、本人が「○○してくれたら食べる」と言えばなんでも聞き入れる、過食・嘔吐用の食品を本人に代わって買い置きするなどというのが、巻き込まれの例です。

批判や人格の否定はしない

本人が思いを口にしたとき、「それは違う」「そんなふうに考えるからダメなんだ」などと否定・批判したり、「病気だからなにを言っても無駄だ」などと人格を否定するような態度では対話になりません。

「そう思っていたのか。わからなかった。ごめんね」と伝えれば、対話は続き、本人も自分の本音を話しやすくなります。

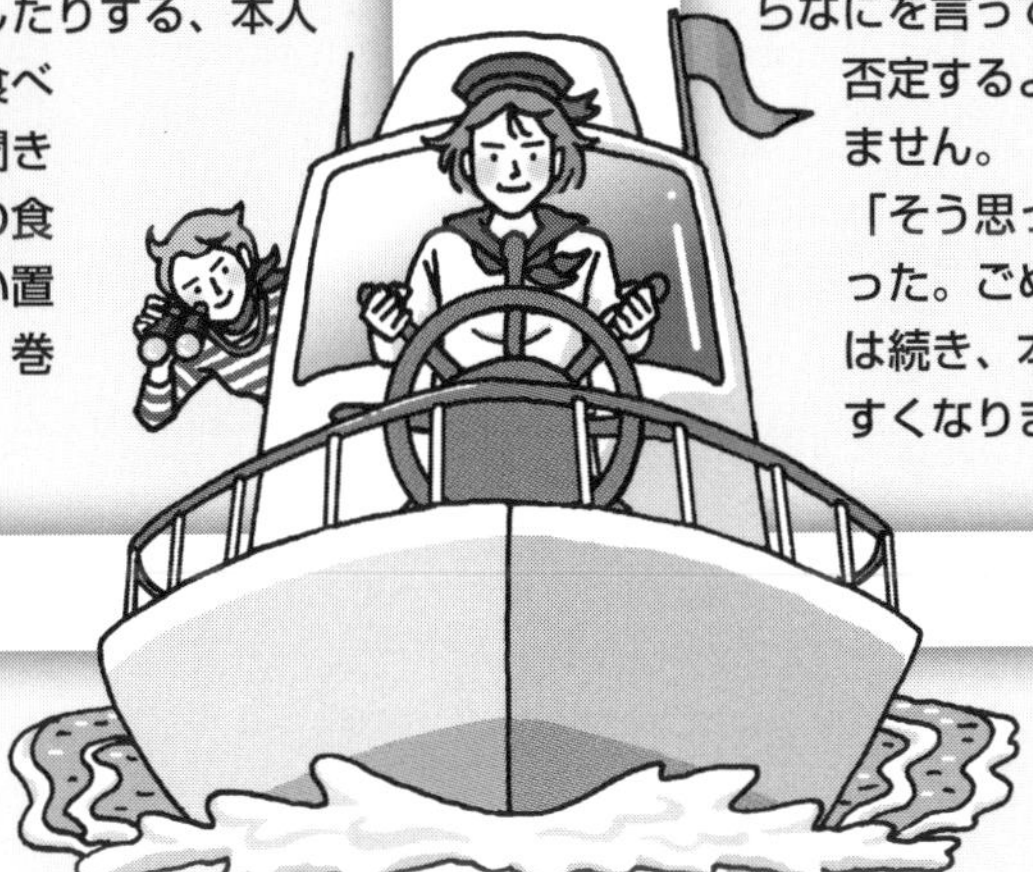

危なっかしくても人生の舵取りは本人にしかできない。見守り、寄り添いながらも任せる気持ちが大切

自信を育む声かけを

子どもの自信は、どうすれば自分の目標に近づけるか自分で考え、取り組むなかで育ちます。小さなことでもよい変化にはほめる言葉をかけましょう。

より重要なのは、うまくいかないときの対応です。失敗を否定せず、本人が望むならいっしょに挽回策を考え、本人の再挑戦を応援していきましょう。失敗を挽回できた経験が、最も自信につながるのです。

「できないこと」をわきまえる

「こうなってほしい」という親の願いに誘導していこうとすると、対話は説得に変わっていきます。

しかし、今、問題になっている食行動も、人生の節々で迫られる選択も親が直接コントロールすることはできません。できるのは本人の願いを聞き、応援していくことだけです。求められたら自分の経験を（とくに失敗談を）話すのは、よい試みです。

本人との向き合い方②

不毛な言い争いはできるだけ避ける

対話を試みる際、体重や体型、食べものの話題には注意が必要です。たいていは不毛な言い争いに終わります。話題にしない、本人が持ち出したらうまくかわしていく工夫が必要です。

「摂食障害トーク」に要注意

やせ願望の強い摂食障害特有の訴えと、周囲の人の反論が引き起こす不毛な言い争いを「摂食障害（ED：Eating Disorder）トーク」といいます。時間と労力を浪費するだけで、回復には役立ちません。

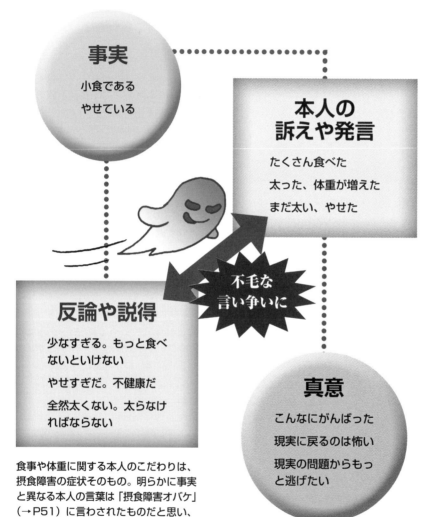

事実

小食である

やせている

本人の訴えや発言

たくさん食べた

太った、体重が増えた

まだ太い、やせた

不毛な言い争いに

反論や説得

少なすぎる。もっと食べないといけない

やせすぎだ。不健康だ

全然太くない。太らなければならない

真意

こんなにがんばった

現実に戻るのは怖い

現実の問題からもっと逃げたい

食事や体重に関する本人のこだわりは、摂食障害の症状そのもの。明らかに事実と異なる本人の言葉は「摂食障害オバケ」（→P51）に言わされたものだと思い、言葉の裏にある真意を汲み取り、対応していけるとよい

かわし方、切り上げ方の例

「摂食障害トークが始まりそうだ」と思ったら、さりげなく話題を変えるか、その場を離れてしまうのがよいでしょう。

たくさん食べたよ

➡まだまだ足りないと思っても、「そうか。よくがんばったね」とがんばりは認めましょう。

○○してくれたら、食べる

➡応えにくい要求であれば「それは無理」と断ります。そのうえで、本人の「したいこと」を聞いてみるのもよいでしょう。

食べてくれないなら、私も食べない

➡無理に食べようとせず「もう、いらない」でよいでしょう。「それなら食べない」となるかもしれませんが、次の機会を待ちましょう。

こんなに食べたら太っちゃう!

➡「そう思うんだね。そういう病気だものね」と伝え、その話は切り上げます。

胃がもたれて食べられない

➡「食べられそうなものがあったら言ってね」「お医者さんに薬を出してもらおうか?」など、不調の訴えには、応えていきます。

太った。もっとやせたい

➡「そうなの? たいへんだね」と言うくらいで、話題を変えましょう。

本人にとってはじつは楽な会話

摂食障害、とくに神経性やせ症の本人は、食事や体重、体型を話題にする「摂食障害トーク」を好みます。進路のこと、人間関係のトラブルなど、うまく対処できずに悩んでいる現実の問題に向き合うのは憂うつなものですが、そうした本当の問題に触れなくてすむという点で、言い争いに終わろうとも楽な会話なのです。

家族は、本人の誤った考えを認めていたら、病状が悪化すると心配になるかもしれません。しかし、必死に説得しようとするほど、本人のこだわりは強まります。互いに疲弊し、本当に取り組むべき問題解決のためのエネルギーもなくなってしまいます。

「摂食障害トーク」になりそうなときは、お天気や旅行などの話題に切り替えていきましょう。なごやかに話していると、本人がぽろりと自分の悩みや考えを口に出すことも少なくありません。

やめさせるのは難しい。怒らず話し合おう

食事のこと以外にも、やめさせたいと思うような行動があり、悩みの種になることも。ずっと見張っているわけにはいきません。どう対応すればよいでしょう?

「代償行為」への対処法

食べても太らないようにするための行動（代償行為）は減らしていきたいもの。「やめなさい」と言うだけで減るものではありません。工夫が必要です。

過食や嘔吐、下剤の乱用に気づいたとき

過食も嘔吐も、その最中に止めるのは困難です。「見て見ぬふりがありがたい」と本人は思っていることが多いようです。症状が落ち着いているときに、弊害をきちんと伝えていきましょう。下剤については、乱用すると腸の粘膜が黒ずんで働きが悪くなり、むしろ便秘がひどくなります。医療機関での相談をすすめましょう。

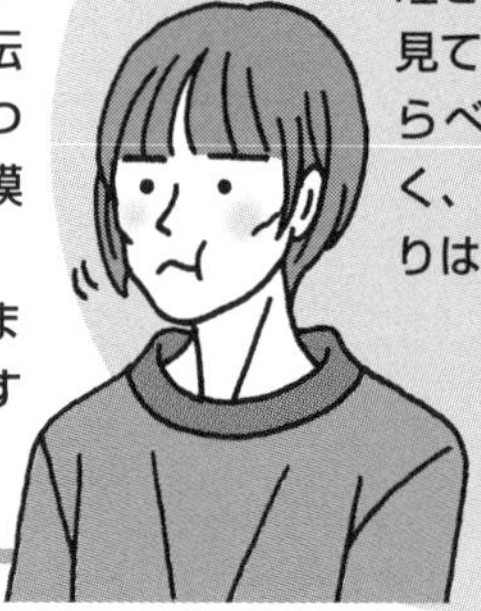

チューイングも「見ないふり」で

嚙むだけで飲み込まずに吐き出すチューイングも、見て見ぬふりで。嘔吐にくらべれば体の負担は少なく、まったく口にしないよりは栄養分をとれます。ただし、むし歯になりやすいので歯のケアをすすめましょう。

過活動は、いっしょにやってみるのも一法

いっしょに映画やドラマをみる、音楽を聴くなど、体を動かさないで楽しく過ごせる時間を増やしていけるとよいでしょう。

長い散歩に同行するなど、本人がしていることに付き合ってみるのも一法です。「毎日こんなに運動しないとならないなんて、たいへんだね」という実感のこもったねぎらいが、本人の気持ちをやわらげることもあります。

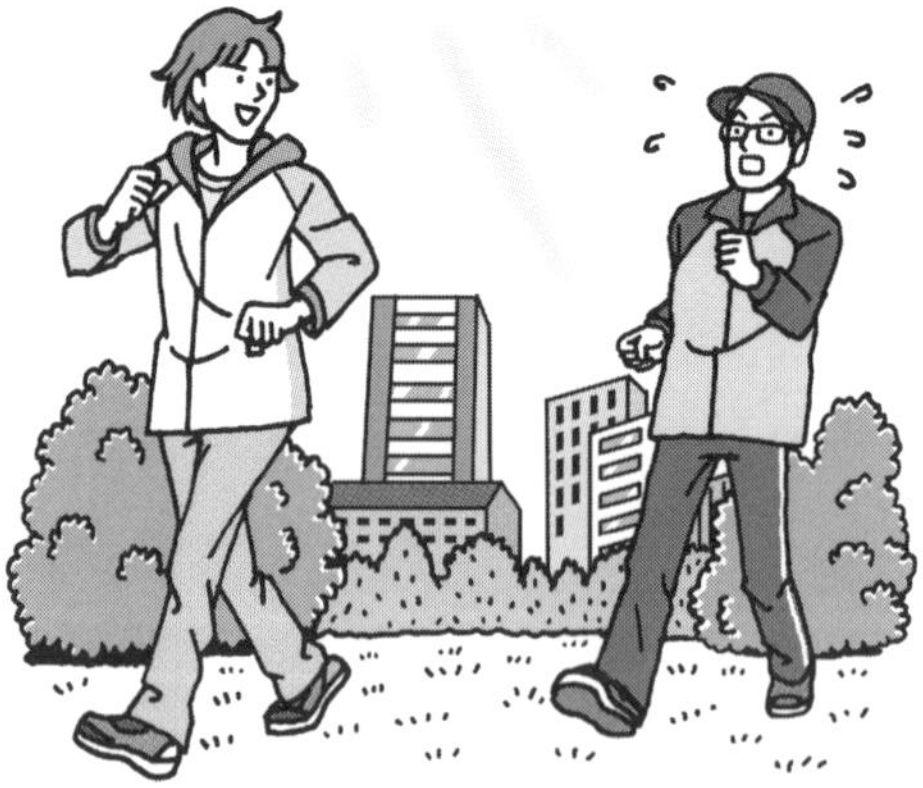

症状とは別の「困った行動」への対処法

病状が進んでいる場合や、摂食障害だけでなく心の病気も併発している場合には、次のような行動のくり返しがみられるようになることもあります。

万引きなどの窃盗行為

摂食障害がある人の万引き経験率は、検挙なしの場合も含めると13〜67%にのぼります。たいていは食品の万引きで、飢餓による衝動的な行為と考えられますが、ストレス解消や節約が目的のこともあります。

被害額は安くても、くり返すと実刑になります。くり返しを止めるには、ストレスに対処する力をつけ、摂食障害からの回復を目指すことが必要です。

アルコールや市販薬などの乱用

比較的年齢が高くなると、アルコールや、鎮痛薬・風邪薬などを乱用するようになる人もいます。解決しにくい大きな問題をかかえている場合が少なくありません。家族でかかえこまず、精神保健福祉センターなどに相談しましょう。

「死にたい」という訴えや自傷行為

食行動だけでは対処しきれないほどの問題をかかえ、「死にたいくらいつらい」のだととらえましょう。本人のつらさに共感を示すとともに、相談してほしい、傷つけないでほしいと伝えていけるとよいでしょう。くり返すようなら入院というかたちでの保護も必要です。

本人は隠そうとしていることもある

代償行為は、ただ制止するだけでは「摂食障害トーク」(→P92)が始まりやすくなります。本人が落ち着いているときを見計らって、弊害を伝えるようにします。

過食や、自傷行為などは、本人は隠そうとしている場合が多いのですが、家族が気づくこともあるでしょう。「やめたほうがいい」と言われてやめられるものではありません。本人がなにかつらい問題をかかえている現れととらえ、本人とゆっくり話をする機会を増やしていけるとよいでしょう。

なお、本人が家族に過食用の食品の購入や買い置きをせがみ、「買わないと万引きする」などと言いだすこともあります。この場合、言いなりになっていると症状を強めるおそれがあります。「ほしいならお小遣いの範囲で、自分で買って」「万引きなんてしないって、私は信じている」と一線を引くことも大事です。

やせへの執着が強いとき

やせを責めず、本人の人生を応援していく

低体重の時期が長くなればなるほど、本人は「やせていること」を手放しにくくなっていきます。「これが私の生き方」「生きるためにやせていたい」という主張を、どうとらえればよいのでしょう?

長くなるほど強まるこだわり

そもそも摂食障害は回復に時間がかかる病気ですが、経過が長くなるにつれ、「やせていようとすること」と「生きること」が混然一体となり、切り離しにくくなっていきます。

この体は、がんばって得た戦利品

長い期間、いちじるしくやせた体を維持し続けるのはたいへんです。食べるもの、食べ方、吐き方などの研究にも熱心です。努力の成果である今の体重、体型を手放したくないと考えている人もいます。

低体重でも活動できている

体のつらさは感じにくかったり、感じていても、それが当たり前と受け止めていたりします。

勉強や仕事はできている、SNSでつながる仲間がいるからやせていても問題はない、やせているからこそ余計なことを考えずに活動できると思っている人も多いようです。

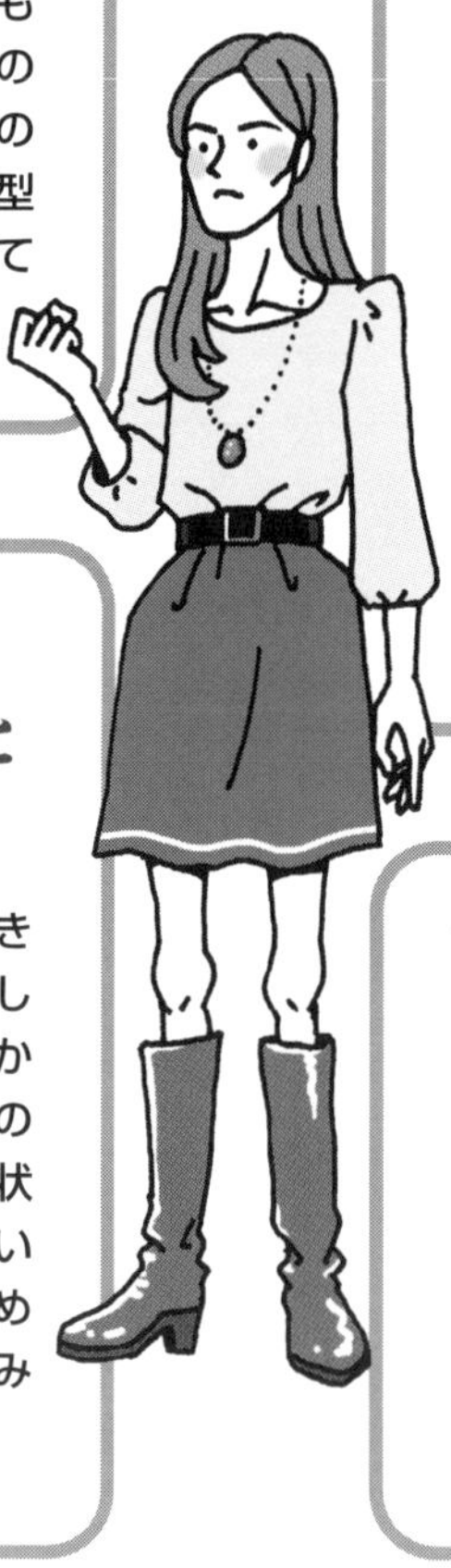

「こういう生き方もある」と認めてほしい

食べない、食べても吐きながらやせた状態を維持し続けるのは、「死にたいから」ではありません。体の負担はあっても心が楽な状態で生きていたい、そういう生き方もあることを認めてほしい、という思いもみられます。

がんばっている自分をほめてほしい

「やせているのに、がんばっていてすごい」と、ほめられることを期待している人も少なくありません。

あきらめずに対話の試みを

「なにを言っても無駄」「理解しあえない」とあきらめず、対話を続けていきましょう。対話は支えになります。回復した人の多くは、「家族やまわりの人が自分を支えてくれていたことが自信や回復につながった」と語っています。

病気の影響という理解

本人の主張には、病気の症状、飢餓の影響もまじっています。ただし、本人はそうは思えません。長く続いた低体重から脱することができたあと、初めて自覚できることです。

本人の言葉の裏にある思いへの理解

「やせていることが、よりよい生き方につながる」とでもいうような本人の確信は、「やせていなければ生きるに値しない」「ありのままの自分はなにもできない」という不安の裏返しかもしれません。

理解したうえで、本音を伝えてみよう

「心配している」という気持ちは、隠す必要はありません。本人の考えは認めたうえで、本音を伝え、じっくり話し合うことも必要でしょう。

病気といわれると抵抗があるのはわかる。でも、このままではあなたを失ってしまうことになるのではないかと思うと、私は心配でたまらないんだよ

症状ばかりに目を向けないで

　摂食制限型の神経性やせ症のまま、あるいは過食・排出型に移行し、何年も低体重の状態が続く人もいます。「やせること」と「生きること」が重なっている場合、周囲の「このままではダメ」という言葉は、本人には「生きていてはダメ」と言われているように聞こえるかもしれません。

　回復とは、体重が戻る、過食や嘔吐をしなくなるといった症状の消失を指すだけではありません。本人が望み、決めた人生を送れるようになることも回復であり、パーソナル・リカバリーといわれます。長期化しているときこそ、本人のパーソナル・リカバリーを応援する姿勢でのぞみましょう。

　本人のできていること、夢をもっていることなどを評価し、そのうえで、症状を減らすために、より適切なかたちでストレスに対処していく方法などを話し合っていけるとよいでしょう。

支える自分がつらいとき

支え合う仲間、自分のための時間をつくろう

回復を支えていくうえで家族の役割は大きいものですが、支える家族にも支えが必要です。家族がつらくてたまらない状態では、本人も安心して回復していけません。

自分自身へのねぎらいも必要

　摂食障害、なかでも神経性やせ症の人の家族がかかえるストレスは非常に大きなものです。家族が本人の症状に巻き込まれ、精神的に不安定になっていくことも珍しくありません。

　本人同様、家族も完璧主義でまじめな人が多いようです。回復のぐあいや自分の対応のしかたなどについて「〇か一〇〇か」で評価せず、一〇でも二〇でも、よいところを見られるようになると、気持ちが少し楽になるかもしれません。自分自身へのねぎらいも必要です。家族のつらさがやわらぐと、本人も安心して過ごしやすくなるでしょう。

「支える自分」も大切に！

「自分がなんとかしなければならない」とがんばっても、その成果が現れず、落ち込むこともあるでしょう。そんなときこそ「病気の家族のため」ではなく、「自分のため」にできることを考えていきましょう。

話せる場をもつ

　家族が摂食障害であることを打ち明け、話すことにためらいを覚える人は少なくないようです。話しても相手を困惑させるだけではないか、批判されるのではないかという恐れが強く、だれにも相談できずに孤独感を強めていくことも。安心して話せる場を探し、自分の思いを話してみましょう。

- ●医師やカウンセラーに相談する
- ●家族会などに参加してみる

自分の楽しみをあきらめない

　家族それぞれが自分の時間をもち、自分のしたいことに取り組んでいきましょう。「家族の病気のせいでできなかった／あきらめた」という思いは、できるだけ残さないようにしたいものです。

- ●趣味を楽しむ
- ●カフェでひと息つく時間をつくる
- ●仕事や勉強に励むなど

家族会や当事者会に参加してみよう

同じ病気や問題をかかえる人どうしの支え合いが、心の負担を軽くしてくれることもあります。家族会、当事者（患者）会、自助グループなどと呼ばれる集まりに参加してみるのもよいでしょう。

本人向けの集まりも

本人に、当事者会への参加を促してみるのもよいでしょう。とくに病気が長期化し、引きこもりがちになっている場合には外出のきっかけとなることもあります。

会に参加し、共感や励ましを得ることで、無力感や孤立感がやわらぐことも期待できます。

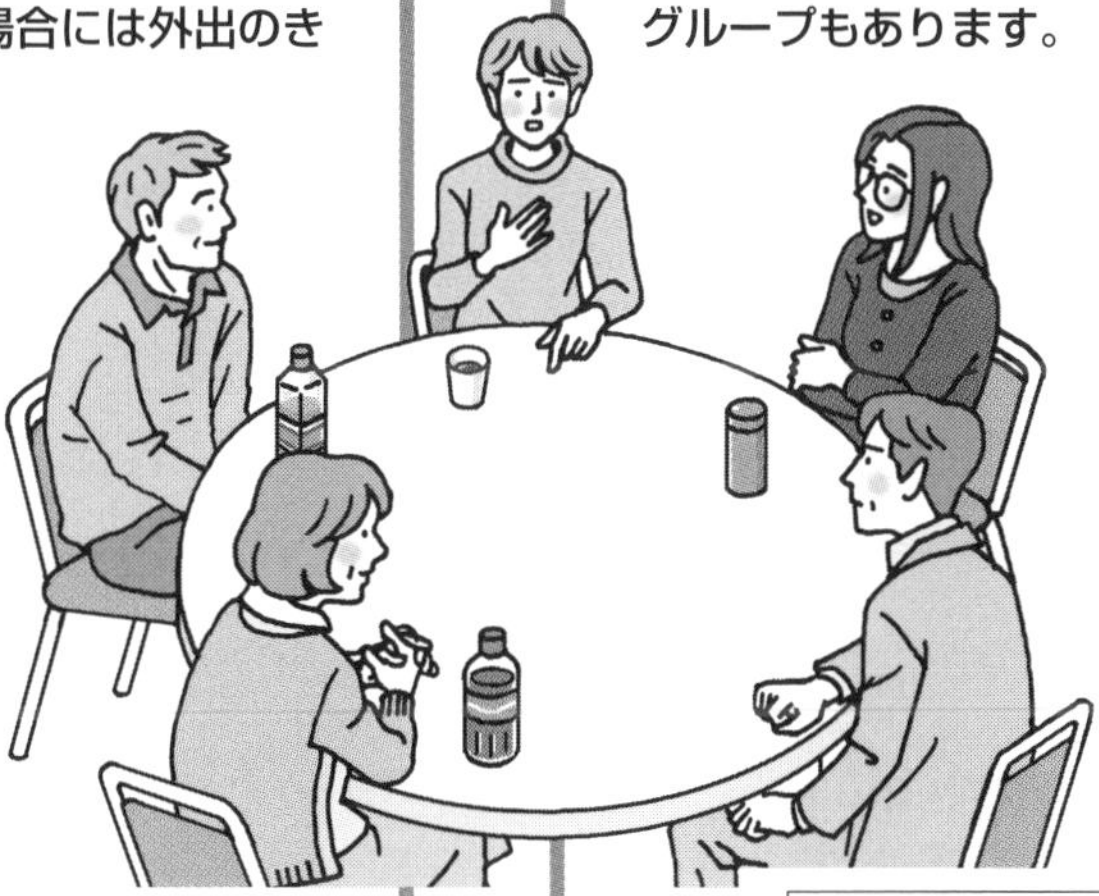

まずは近隣のグループを探す

摂食障害の家族会は全国各地で開催されています。医療機関や精神保健福祉センターなど、専門施設が運営するもののほか、家族自身が主催する自助グループもあります。

- 摂食障害についての勉強会、講演会
- 参加者どうしの交流、情報交換

などが中心ですが、具体的な内容や開催頻度はそれぞれ異なります。まずは近隣のグループを探してみるとよいでしょう。近年は、オンラインで参加できるところもあります。

全国の摂食障害家族会一覧
https://eatfam.com/familysupport/familysupportjapan/

無理はしないで

家族会にしろ当事者会にしろ、会の人との関係がうまくいかずにストレスを感じていたり、会の進め方に違和感を覚えたりするようであれば、無理に続けることはありません。

期待できること

似た状況にある人と知り合うことで、自分の体験が特別なものではないとわかり、孤独感がやわらぐかもしれません。実体験に基づく情報や知識が、本人への対応に役立つこともあります。

健康ライブラリー　イラスト版

摂《せっ》食《しょく》障《しょう》害《がい》がわかる本《ほん》

思《し》春《しゅん》期《き》の拒食症《きょしょくしょう》、過食症《かしょくしょう》に向《む》き合《あ》う

2023年4月25日　第1刷発行

監　修　鈴木眞理（すずき・まり）
発行者　鈴木章一
発行所　株式会社講談社
東京都文京区音羽二丁目12-21
郵便番号　112-8001
電話番号　編集　03-5395-3560
販売　03-5395-4415
業務　03-5395-3615
印刷所　凸版印刷株式会社
製本所　株式会社若林製本工場
N.D.C. 493　99p　21cm

KODANSHA

ISBN978-4-06-531395-4

■監修者紹介

鈴木眞理（すずき・まり）

1979年長崎大学医学部卒業。佐賀医科大学病理学教室を経て、東京女子医科大学内分泌内科勤務。1985年より2年間、米国ソーク研究所神経内分泌部門に留学。2002年より政策研究大学院大学保健管理センター教授、2020年より跡見学園女子大学心理学部臨床心理学科特任教授。総合内科専門医、内分泌代謝科専門医。摂食障害の治療と病態の研究に従事し、家族会（EATファミリーサポートの会）を主宰、厚生労働省の研究班でも活動。一般社団法人日本摂食障害協会理事長。著書に『乙女心と拒食症』（インターメディカル）、共著書に『摂食障害:見る読むクリニック DVDとテキストでまなぶ』（星和書店）などがある。

■参考文献

鈴木眞理ほか著『摂食障害:見る読むクリニック DVDとテキストでまなぶ』（星和書店）
雨こんこん作・池田蔵人絵・鈴木眞理監修『摂食障害オバケの“ササヤキ” やせたくなったら要注意』（少年写真新聞社）
高宮静男著『摂食障害の子どもたち　家庭や学校で早期発見・対応するための工夫』（合同出版）
『拒食と過食の疑問に答えるＱ＆Ａ　本人と家族、関係者から寄せられた摂食障害に関する相談と回答集』（日本摂食障害協会）
『チームで取り組む摂食障害治療・支援ガイドブック』第2版（日本摂食障害協会）
コミュニティ家族ケア研究会『摂食障害の子どものこころと家族ケア　保健室でできる早期介入』
日本医療研究開発機構採択研究『摂食障害の方を抱える家族のためにピアサポーター研修テキスト』第2版
厚生労働科学研究費補助金「摂食障害の診療体制整備に関する研究」班『エキスパートコンセンサスによる摂食障害に関する学校と医療のより良い連携のための対応指針』小学校版・中学校版・高校版
鈴木眞理・小原千郷監修『摂食障害　理解と回復のために』（NHK厚生文化事業団福祉ビデオシリーズ）
鈴木眞理監修『摂食障害の理解と治療のために　拒食症の家族教室　vol.2 対処編』
摂食障害の理解とサポートのために　家族・支援者のための情報サイト（EATファミリーサポートの会）https://eatfam.com/familysupport/eatfami/

●編集協力　柳井亜紀（オフィス201）
●カバーデザイン　東海林かつこ（next door design）
●カバーイラスト　長谷川貴子
●本文デザイン　新谷雅宣
●本文イラスト　秋田綾子